발

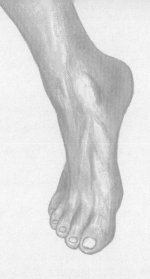

발

김형민·이수걸·김상균 지음

리즈앤 북
ries & book

추천사

무병장수하면서 행복한 삶을 영위하고 싶은 것이 인간의 본능일 것이다.

건강한 다리를 가진 것이 효자보다 낫다는 말이 있다. 가고 싶은 곳을 가지 못한다면 그 또한 불행한 삶이다. 그렇다고 아픈 것을 자신이 저지른 죗값이라고 자책하면서 투병을 포기할 수는 없지 않은가?

저자들은 발 다리의 건강이 몸 전체의 건강에 크게 영향을 미친다는 사실을 알고, 자주 발병하는 질환을 심도 있게 연구하여 질병에 맞는 혈 자리를 지압함로써 치유할 수 있는 방법을 모색하였다.

참신한 그들의 연구가 담긴 이 책이, 병마에 시달리는 모든 분들에게 건강을 회복하는 지침서가 될 것임을 기대한다.

2021. 7. 원영호

전국침구전문인발전협의회 회장
〈전통송곳침 임상경험방〉 저자
前 사회의료봉사단 단장

병 없이 살아가는 사람들이 얼마나 있을까? 우리들의 이웃을 살펴보면 질병의 고통에서 치료를 포기한 사람들이 의외로 많다.

질병의 원인은 다양하지만, 저자는 질병의 근원이 발에 많음을 알고 있었다. 발의 족궁(Arch)이 무너지기 시작하면 무릎관절통, 고관절통, 요통과 측만증, 소화불량, 경추의 질환으로 이어지고 두통까지 생기는 경우가 많기 때문이다.

김형민 선생님은 병의 환부를 치료하는 것도 중요하지만, 그에 못지않게 아픈 사람들의 마음을 헤아리는 침술인이 되라고 가르치셨다. 스승에게 침술을 배우고 미국에서 자격증을 취득했다. 현재 미국에서 HAPPY CHU'S CLINIC을 개원해서 질병의 어려움을 겪는 이들에게 스승님의 지혜를 펼치고 있다.

끊임없이 노력하는 스승님은 나의 은인이자 환자들의 의인이다.

2021. 7. 추교선

한의원 HAPPY CHU'S CLINIC Acupuncture & Herb 원장

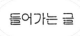

들어가는 글

옛말에 '수노근선고 인노퇴선쇠(樹老根先枯 人老腿先衰)'란 말이 있다. '나무는 뿌리가 먼저 늙고 사람은 다리가 먼저 쇠약해진다'라는 뜻이다.

하루 700여 톤의 무게를 지탱하는 발을 홀대하면 평생 질병을 달고 사는 종합병원 신세가 된다. 젊어서 발을 혹사시키고 방치하면 노년을 고통 속에서 보내게 된다. 발을 푸대접하는 것은 곧 자신의 수명도 단축하겠다는 뜻이나 다름없다. 그러나 발을 섬기고 살면 100세 장수를 누릴 수 있다.

엔진이 아무리 강하다 한들 자동차는 바퀴가 망가지면 굴러가지 않는다. 굴러갈 수 없는 자동차는 부품마다 녹이 슨다. 다리도 마찬가지다. 걷지 못하면 자동차의 부품처럼 녹이 슬어 뼈마디마다 통증을 유발하게 된다.

인체 구조를 건물과 비교하면 한결 이해하기가 쉽다. 아무리 뛰어난 건축물도 기초가 약하면 쉽게 허물어진다. 인체의 기초 역할을 하는 발이 뒤틀어지면 신체 골격에 변화를 일으켜 무릎,

발

고관절, 요추, 흉추, 경추까지 비대칭 체형으로 바뀐다. 이렇게 틀어진 골격은 인체의 모든 기관에 좋지 않은 영향을 주어서 다양한 질병을 달고 살 수밖에 없다.

우리 몸을 구성하고 있는 뼈 206개 중 4분의 1에 해당하는 52개의 뼈가 발에 있기 때문이다. 발에는 214개 정도의 인대가 있고, 38개 정도의 근육이 있다. 인체에서 가장 긴 아킬레스건도 종아리근육과 발뒤꿈치뼈에 붙어 있다.

인간의 몸은 무엇 하나 중요하지 않은 기관이 없다. 다만 이 책은 발과 다리의 건강을 소홀히 하면 몸 전체의 건강을 지킬 수 없다는 전제 하에 집필하였다.

1장부터 3장은 발 건강이 왜 중요한지를 강조했고, 4장부터 6장까지는 발 다리에서 자주 발생하는 질병과 그에 알맞은 치유 혈 자리를 소개했다. 특히 6장은 질병의 치유 혈 자리를 그림으로 설명하고, 그 혈에 대한 효능을 정리하였다. 그러나 소개한 혈 자리가 모든 환자에게 적합하다고는 할 수 없다. 혈 자리는 개인의 몸에 따라 다르게 적용될 수 있기 때문이다.

이미 시중에 알려진 경혈학 책을 살펴보면, 경락과 경혈에 대한 위치(位置), 취혈(取穴), 주치(主治), 치법(治法) 등을 설명한 것들은 많지만, 질병에 맞는 다양한 혈 자리를 알기 쉽게 설명한 책은 많지 않다.

혈 자리를 지압하면 혈액 순환이 되고 질병이 치유된다

발에는 '인체의 축소판'이라 불릴 정도로 여러 경혈(經穴)이 모여 있다. 한의학에서는 경혈을 오장육부와 연결돼 있는 것으로 보고, 혈 자리에 침을 놓아 질병을 치료한다. 그리고 지압만으로도 침과 비슷한 효과를 기대할 수 있다고 말한다.

질병과 관련 있는 혈 자리에 지압을 하면 혈액 순환이 되면서 긴장이 풀린다. 필요한 혈 자리에 가벼운 통증이 느껴질 정도로 1~2분 정도 자극하는 게 좋다. 과도하게 자극하면 위치에 따라 몸살, 어지럼증, 피로감 등을 겪을 수 있다. 지압 전에 손과 도구를 깨끗이 씻는 것도 잊지 말자.

발 다리의 건강이 효자보다 낫다

발(2%)은 하루 종일 98%의 몸의 하중을 지탱하고 있기 때문에 쉽게 피로해질 수밖에 없는데, 이때 발을 조금만 지압해도 피로가 확 풀리는 것을 느낄 수 있다. 발에는 체력 증진과 관련이 있는 혈 자리가 많기 때문이다. 예를 들면, 발바닥의 중심선상에 있는 '생명과 기운이 샘물처럼 솟아난다'는 용천혈(표 59)을 자극하면 쉽게 피로가 풀린다.

발 다리의 통증으로 가고 싶은 곳을 갈 수 없다면, 통증보다 더 큰 고통의 삶을 보내게 될지 모른다. 통증을 감소 내지 치유시키는 혈 자리를 알고 있는 자와 모르는 이가 있다면, 두 사람의 삶의 질은 극명하게 차이가 날 수밖에 없다.

이 책은 다양한 환자의 여러 치유 경험을 바탕으로 집필하였다. 이 책을 통해 지압할 혈 자리를 숙지하여 자신과 가족의 건강을 지키는 데 도움을 받는 이가 있다면, 그것으로 발간의 의미는 충분하다고 믿는다.

제3장 일상생활에서 발을 살피자

제4장 혈 자리에 건강이 보인다

제5장 자주 발생하는 통증, 지압으로 잡아라

제6장 치유에 사용하는 혈 자리

제1장

100세 건강은
걷기로부터

다리가 튼튼해야 장수한다

인간의 다리는 자동차의 바퀴와 같다. 아무리 힘 좋은 엔진을 장착하더라도 바퀴가 망가지면 달리지 못한다. 굴러갈 수 없는 자동차를 방치하면 부품마다 녹이 스는데, 다리도 마찬가지다. 걷지 못하면 녹슨 자동차의 부품처럼 뼈마디마다 통증이 발생하고 다양한 질병을 달고 살게 된다.

옛말에 '수노근선고 인노퇴선쇠(樹老根先枯 人老腿先衰)'란 말이 있다. '나무는 뿌리가 먼저 늙고 사람은 다리가 먼저 쇠약해진다'라는 뜻이다. 이 글은 여러 가지로 해석할 수 있겠지만, 필자는 '다리가 튼튼해야 장수한다' 혹은 '노쇠 예방을 위해서는

발

다리 건강을 제일 먼저 챙겨야 한다'라고 해석하고 싶다.

　미국 정부의 노년 문제 전문 연구학자인 사치(Schach) 박사는, "20세가 넘어서 운동을 하지 않으면 10년마다 근육이 5%씩 사라지며, 뼛속의 철근이라고 불리는 칼슘이 차츰 빠져나가고, 고관절과 무릎관절에 탈이 나기 시작한다"라고 했다.

　노인들의 뼈가 잘 부러지는 가장 큰 이유는, 고골두(股骨頭)가 괴사(壞死)하기 때문이다. 장수하는 사람은 다리 근육에 힘이 있고 걷는 자세가 바르다.

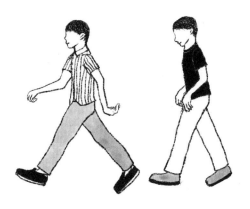

활기찬 걸음걸이와 노쇠한 걸음걸이

　인간은 나이가 들면 피부와 머리카락부터 달라진다. 피부의 탄력이 떨어지고 흰머리가 나기 시작하면 젊음을 유지하고자 걷

모습에 신경을 쓰게 된다. 피부 탄력을 유지시키고자 마사지를 받고, 흰머리를 감추고자 염색을 한다. 그러나 사실 걱정해야 할 것은 희끗해지는 머리카락도 아니고 늘어지는 피부도 아니다.

진짜 중요한 것은 몸 전체의 균형이다. 다리와 무릎의 통증, 게다가 허벅지 근육이 급속하게 빠지면서 생기는 몸의 불균형을 제일 먼저 걱정해야 한다. 균형을 잃으면 거동이 어려워져서 일상생활이 불편해진다. 걷기조차 불편하다면 온몸의 근육이 퇴화하는 연쇄 반응이 오게 된다. 사람의 전체 골격과 근육의 절반은 두 다리에 있으며, 일생 소모하는 에너지의 70%를 두 다리에서 소모하기 때문이다.

몸에서 가장 큰 관절과 뼈는 다리에 모여 있고, 다리에는 신경과 혈관의 절반이 모여 있으며, 온몸에 있는 혈액의 절반이 흐르고 있다. 그러므로 두 정강이가 튼튼하면 경혈이 잘 통하게 되어, 뇌와 심장, 소화 계통 등을 비롯한 각 기관에 에너지가 충만하게 된다.

그렇다면 다리를 튼튼하게 단련하려면 어떻게 해야 할까?

쇠는 단련해야 강해진다. 무른 쇠는 단련하지 않으면 강철이 되지 않는다. 다리도 마찬가지다.

다리를 단련하기 위한 가장 좋은 방법은 '걷기'로, 하루에

발

30~60분 정도 걷는 것이 좋다. 자신의 체력에 맞는 맞춤형 걷기로 다리를 단련하여야 한다. 당뇨병 환자도 허벅지 근육이 튼튼해지면 당뇨지수가 뚝 떨어진다.

인간은 유일하게 직립 보행을 한다. '걸으면 살고 누우면 죽을 수밖에 없다'는 자연의 이치를 새겨들어야 한다.

제1장 100세 건강은 걷기로부터

건강의 시작은 발

고도로 발달한 과학기술은 인간에게 풍족함과 편리함을 제공했지만, 동시에 환경오염과 스트레스 등으로 인한 정신적·육체적 건강 훼손이라는 결과를 초래했다. 현대인들은 이를 극복하기 위해 바쁜 시간을 쪼개어 건강 관리에 투자하고 있다.

거리를 지나다 보면 헬스클럽, 피부 미용, ○○클리닉 등 건강 관련업체 간판들을 많이 볼 수 있다. 그러나 발 건강에 대한 간판은 쉽게 눈에 띄지 않는다. 양말과 신발 속에 꽁꽁 숨어 있는 시간이 많다 보니, 본의 아니게 발은 신체 중에서 가장 푸대접을 받고 있는 것 같다. 물론 그렇다고 해서 발이 우리 몸을 지탱해 주는 주춧돌이며 혈액 순환과 밀접한 관계가 있는 매우 중요한 기관이라는 사실에 반기를 드는 이는 없을 것이다.

미국의 소올(Dr. William M. Scholl) 박사는 "모든 병의 원인은 발에 있다"고 밝히면서 그 근거로 환자의 95% 이상이 발에 질병을 가지고 있음을 지적했다. 발의 질병은 발이 떠받치고 있는 신체 각부의 통증뿐 아니라 허리와 목의 병, 소화기 계통의 장애, 만성피로, 피부, 치아, 경추, 갑상선샘의 이상 등 문제를 일으키지 않는 곳이 없다.

자연건강법의 창시자인 일본의 니시 가츠조(西勝造)도 발의 모세관 작용의 구조를 밝히며, "발의 고장은 반사(신체에는 몸속의 여러 중요 기관과 상응하는 반사구가 있음) 체계에 의해 다양한 영향을 미친다"라고 설명하였다. 반사구(reflex point)란, 신체 어느 부위에 이상이 생겼을 때, 몸속에 있어 볼 수 없는 이상 부위가 신체의 특정 부위에 반사되는 지점이 있다는 이론이다.

심장은 발의 모세관 작용에 의하지 않고는 순환을 일으키지 못하고, 발의 질병은 반사의 체계에 의해서 다양한 영향을 미치게 된다. 오른발에 질병이 생기면 왼발의 관절이 문제를 일으켜, 뒤꿈치와 그 주위에 통증을 유발한다. 또한 발의 부종은 머리카락에서부터 발가락 끝에 이르기까지 영향력을 가늠할 수 없을 정도다. 눈도 문제를 일으키는 원인이 되며, 머리카락이 일찍 세거나 탈모증까지도 온다고 한다.

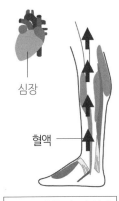

심장

혈액

다리 근육은 제2의 심장

인간의 모든 질병은 혈액의 흐름이 막히는 것에서부터 시작된다고 해도 과언이 아니다. 심장은 능동적으로 순환하지만, 혈액을 정화하기 위하여 심장으로 되돌아가는 정맥은 수동적이다.

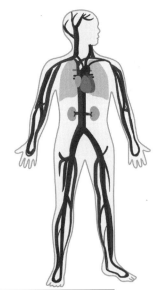

인체의 핏줄은 12만㎞

그래서 발에 지압을 하면 몸 전체 순환에 영향을 미친다.

인체의 핏줄(동맥, 정맥, 모세혈관의 총길이)은 12만㎞이다. 경부고속도로 왕복 900㎞를 133번 왕복할 수 있으며, 지구 둘레인 40,008㎞를 3바퀴 돌 수 있는 길이다. 몸 전체에 퍼져 있는 긴 핏줄을 이해한다면, 당연히 피가 맑아야 건강하게 살 수 있음을 알 것이다.

발

인간은 체온을 1℃ 올리면 면역력이 6배 증가하며, 반대로 1℃ 내려가면 면역력이 30배 감소하는 것으로 밝혀졌다. 걷거나 뛰는 운동을 통하여 발바닥에 자극을 가하면 몸의 혈액 순환은 원활해진다. 이는 발이 '인체의 축소판'이라는 사실과 결코 무관하지 않다.

기능성 신발이라도 저절로 건강을 주는 것은 아니다. 기능성 신발을 신고 걸어야 한다. 건강식품을 먹어도 걸어야 한다. 당뇨병 환자, 심장병 환자, 고혈압 환자도 땀이 나도록 걸어야 한다. 걷는 행위로 인하여 발은 자극을 받아 혈액 순환이 원활해지고, 결과적으로 건강해지는 것이다.

생명의 원천인 아치(Arch)

발은 어떤 환경에서도 제 기능을 해내는 구조를 가지고 있다. 발에 있는 많은 관절과 근육 및 인대들이 상황에 따라 유연성과 적응력을 높여주기 때문이다. 아주 극한 상황이 아니라면 적응력이 매우 뛰어난 신체 부위이다. 발은 서 있을 때는 몸의 주춧돌 역할을 하지만, 걷거나 뛸 때는 우리 몸을 앞으로 밀어주는 추진력 역할도 한다.

또한 발은 우리 몸의 2%만을 차지하면서도 98%의 체중을 평생 짊어지고 살아간다. 만약 2%의 무게로 98%의 무게를 떠받치고 가동하는 기계가 있다면, 글쎄…그 기계가 얼마나 버틸

발

수 있을까? 아마도 그리 오랜 시간을 버텨내 주지는 못할 것이다. 바로 여기에 신비로운 신체의 비밀이 숨어 있다. 우리 몸의 2%에 해당하는 발이 98%의 체중을 받들고 있으면서도 무사한 이유는, 우리 발에는 체중을 지혜롭게 분산시키는 아치(Arch)가 있기 때문이다.

아치(Arch)란 발바닥이 안쪽으로 활처럼 휜 것(족궁)을 말한다. 이 아치가 몸의 하중을 효율적으로 분산시켜 체중이 바닥에 닿는 충격을 감소시켜 준다. 다리(橋)를 건설할 때 교각을 아치로 만드는 이치와 동일하다고 이해하면 쉽다.

즉, 발의 아치는 인체의 받침대 역할을 수행하며 보행할 때 받는 충격을 흡수해 준다. 아치는 중력을 받을 때는 평평해지고 받지 않을 때는 원래 위치로 되돌아간다.

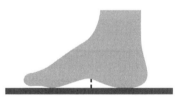

정상 발 아치의 높이 1.5~1.8㎝

미국족병전문의협회의 조사로는, 한 발 내딛을 때마다 본인 몸무게의 25%를 더한 무게가 발에 실린다고 한다. 예를 들어 하루 평균 6.5㎞를 7,500보 전후로 걸었다고 가정한다면, 발에 실리는 무게의 합계는 약 650톤 정도가 된다.

제1장 100세 건강은 걷기로부터

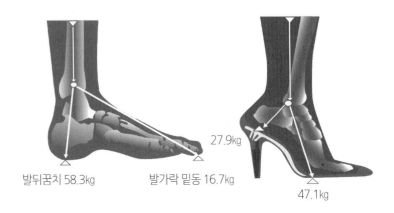

27.9kg

발뒤꿈치 58.3kg   발가락 밑동 16.7kg

47.1kg

발의 하중(㎏) (출처:이시츠카 다다오 『발 건강법』)

　　맨발로 정지한 상태라면 몸무게의 2분의 1은 뒤꿈치에 실리고, 엄지발가락 끝부분에 4분의 1, 나머지 네 개의 발가락 끝부분에 4분의 1의 체중이 실리게 된다. 만약 하이힐을 신고 걸으면 뒤꿈치에 실리는 무게가 줄고, 그만큼 발가락 끝부분이 감당해야 할 체중이 늘어나게 된다.

　　뛰어난 건축물도 기초가 약하면 무너져버리기 마련이다. 마찬가지로 인체의 기초 역할을 하는 발이 정상 아치를 유지하지 못하면 몸 전체에 영향을 줄 수밖에 없다. 만약 몸 하중의 균형이 깨져 발에 변형이 오게 되면, 발과 무릎관절을 포함한 전신에 심각한 문제를 일으키게 된다.

발

인간은 일생 동안 25만㎞를 걷는다고 하니, 지구를 여섯 바퀴나 도는 셈이다. 그런 엄청난 거리를 걸어야 하는 발이니만큼 소홀히 하지 말고, 오히려 다른 신체 기관보다 더욱 소중하게 관리해야 할 것이다.

아치(Arch)가 발달된 발의 특징

발을 옆에서 보면, 발바닥의 후족부인 종골(81쪽 그림 참조)과 발가락 뿌리에 해당하는 종족부(81쪽 그림 참조) 사이에 자연스런 형태의 아치(Arch)가 있다. 이 아치가 보행 시 쿠션 역할을 하여 발에 가해지는 충격을 흡수하는데, 아치의 변화는 인체의 통증을 유발시켜 발목부터 무릎·골반·요추·흉추·경추의 통증은 물론 두통까지 유발한다고 앞에서 설명한 바 있다.

발의 불균형은 딱딱한 시멘트와 아스팔트의 충격을 흡수하지 못한 데에서 기인한다. 많은 사람들이 무릎·고관절·척추·목 부위의 통증을 경험하는데, 이들 중 대부분의 통증은 변형된 발에서 그 원인을 찾을 수 있다. 우리 몸의 각 부분은 몸 전체와 유기적으로 연결되어 있어서, 발에 이상이 생기면 신체의 다른 곳으로 통증을 전달하기 때문이다.

따라서 이 같은 통증을 완화 내지 치료하기 위해서는, 변형된 발의 형태와 구조를 교정하여 몸 전체의 불균형을 바로잡는 과정이 필요하다. 이를 위해 다양한 형태의 발 교정 기구가 개발되고 있으며, 이를 사용함으로써 탁월한 효과를 보고 있다.

사실 사람의 발은 누구나 나이가 들면서 차츰 아치가 없어지거나 폭이 줄어든다. 짧은 거리라도 걷기보다 습관적으로 차량으로 이동하는 사람들의 경우에는 나이와 상관없이 아치가 없어진 경우도 많다.

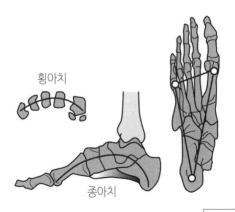

발의 아치(Arches)

먼저 아치가 장애 받는 요인을 살펴보자.

- 과다한 체중

- 단단한 노면에서 장기적인 활동 및 급격한 운동

- 부적합한 신발 착용

- 보행 자세의 불량 등

그렇다면 반대로 아치가 잘 발달된 사람들의 발에는 어떤 특징이 있을까?

- 발 전체의 골격이 튼튼하다.

- 발목이 가늘다.

- 발의 아치가 선명하다.

- 발등이 발달되어 있다.

- 메타타살(중족골)과 발뒤꿈치로 서 있다.

- 걸음걸이와 달릴 때 자세가 바르다.

- 발에 오는 부담이 적다.

- 발에 곡선미가 유지되어 아름답다.

발

걷기는 장수의 지름길

어느 유명 강사의 이야기가 생각난다. 그는 대부분 대중 교통을 이용하는데, 버스나 전철을 타고 내릴 때 예정된 장소보다 한 정거장쯤 미리 내려 걸어가고 귀가할 때도 마찬가지로 방식으로 일부러 걷는다고 한다. 바쁜 강의 일정을 소화하면서 부족한 운동을 '걷기'로 채우는 것이다. 걸으면서 일상에서 마주치는 사람들과 소통할 수 있기 때문에, 무료한 걷기가 아니라 삶의 소중함을 일깨워주는 걷기라고 말한다.

대부분의 사람들은 "걷기 운동이 좋은 것은 알지만 시간이 없다"라고 말한다. 하지만 걷기를 꾸준히 하는 사람은 "걷기는 삶을 더 즐겁게 만드는 에너지의 저장고를 채우는 비결"이라고 말한다. 어찌 보면 그들의 생활 습관은 단순하다.

엘리베이터 대신 계단으로 다니고, 가까운 거리는 걸어간다. 어떤 물건이든 가져다달라고 시키지 않고 직접 움직인다. 리모컨을 옆에 두지 않는다. TV 보면서 간단한 동작을 한다. 조리하면서 대기 시간에는 스쿼트 운동을 한다. 일상의 자투리 시간을 최대한 활용한다. 아예 스마트 폰에 50분마다 알람을 맞추어 놓고 10분간 걷기 및 스트레칭을 한다.

현대인들은 대부분 앉아서 생활한다. 아이들도 뛰어놀기보다는 게임에 열중한다. 스마트 기기가 발전할수록 운동 부족은 누구나 겪는 일상이 되었다. 장소와 시간의 제약을 없애는 스마트 기기로 인하여 가족과의 대화 시간도 적어졌다. 이제 스마트 기기를 잠시 접고, 정해진 시간 혹은 짜투리 시간을 이용해서라도 운동을 해야 할 때다.

동·서양 의사들이 이구동성으로 권하는 운동 처방이 바로 '걷기'이다. 걷기는 돈 한 푼 들지 않는 경제적인 운동이며, 언제 어디서든 바로 시작할 수 있는 효율적인 운동이기도 하다. 발에 있는 무수한 혈관은 발바닥이 바닥에 닿을 때마다 혈액을 펌핑시키는 모터 역할을 하여 내장지방·고지혈증·당뇨·고혈압 등을

발

치유하고, 뇌졸중·심근경색으로부터 탈출할 수 있도록 돕는다. 즉, 규칙적인 걷기 운동은 건강을 꼬박꼬박 저축해 주는 장기보험통장이나 마찬가지인 셈이다.

미국 국립암연구소와 국립노화연구소의 공동 연구팀은 미국에 거주하는 40세 이상 성인 4,840명을 대상으로 연구를 진행하였는데, 최대 12년간 추적 관찰해 걸음걸이 수와 사망률 간의 연관성을 분석하였다. 이들은 하루에 평균 9,124보를 걸었으며, 추적 기간 중 1,165명이 사망했다.

연구 결과, 하루에 8천 보 이상을 걷는 사람은 4천 보 미만을 걷는 사람보다 사망률이 51% 낮았으며, 하루 1만2천 보를 걷는 사람은 4천 보 미만을 걷는 사람보다 사망 위험이 65% 낮았다.

연구팀은 "나이, 성, 건강 상태, 흡연, 교육 등의 요소 중에서도 사망률을 낮추는 것과 가장 밀접한 연관성이 있는 것은 걸음걸이 수였다"라고 설명하였다. 또한 "하루에 4천 보를 걷는 사람들은 매일 걷는 걸음걸이 수를 8천 보 이상으로 늘림으로써 상당한 혜택(건강)을 얻을 수 있다"라면서 "노인일수록 꾸준히 운동하는 것이 전반적인 건강 개선에 도움을 주며 나이 들수록 움직여야 한다"라고 강조하였다.

삶의 질이 걷기에 달려 있다

꾸준한 운동이 사망률을 낮춘다는 것은 이미 알려진 의학 상식이다. 전문가들은 건강을 위해 하루 최소 30분 이상 걷기를 추천한다. 실제로 일주일에 1~2시간을 걷는 사람이 그렇지 않은 사람보다 심장과 혈관 질환에 걸릴 가능성이 25~50% 가량 낮아진다는 연구 결과도 있다.

케네디 대통령의 어머니인 로즈 여사는 90세가 넘도록 매일 4~5㎞를 걸었고, '걷는 대통령'으로 알려진 트루먼 대통령도 88세까지 살았으며, 아이젠하워 대통령도 걷기 운동으로 심장병을 치료하였고, 루스벨트 대통령은 걸어서 천식을 완치하였다

발

고 한다.

운동 효과를 보려면 뛰어서 땀이 나야 한다고 하지만, 실은 빠른 속도로 걷기만 해도 조깅에 못지않은 운동 효과를 얻을 수 있다. 클리닉 설립자인 케네스 쿠퍼 박사는 "너무 강도 높은 운동은 몸속에 유해산소가 발생하여 노화가 빨라진다"며 "하루 30분, 주당 3~4회의 저강도 운동이 노화 방지에 좋다"고 조언한다.

걷기는 시간, 장소, 비용 문제에 전혀 구애받지 않으면서 누구나 쉽게 접근할 수 있는 운동이다. 하지만 정말 시간이 없다면, 대기 시간 같은 짜투리 시간에 멍하니 서 있기보다는 주위를 움직이면서 걷는 습관을 가져보는 것도 좋다.

걷는 것은 몸을 이동시키는 단순 동작이지만, 제대로 걸으려면 관절, 뼈, 근육, 신경 등이 모두 조화롭게 움직여야 한다. 걷는 속도는 빠른 걸음으로 다소 숨이 찰 정도의 속도를 유지하는 것이 좋으며, 올바르게 걷기 위해서는 약 5~10분의 준비운동이 꼭 필요하다. 허리, 무릎, 다리, 발목, 목, 어깨, 팔, 손 등의 순으로 가벼운 스트레칭을 하면 더욱 효과적이다.

걷기 운동은 심폐 기능을 향상시키고 혈액 순환을 촉진시켜 심장질환을 예방한다. 체지방을 감소시켜 비만을 개선하고, 당뇨·고혈압·고지혈증 등 성인병을 예방하고 치료하는 데 도움이 된다. 또한 지속적으로 뼈를 자극하여 골밀도를 유지 및 증진시켜 골다공증을 예방하고, 스트레스·불안감·우울증을 감소시켜 정신 건강에 도움이 된다. 면역력 증가에도 효과가 있으며, 노화 관련 질병 예방에도 도움이 된다. 그 외에도 산소 섭취량 증대, 심장 기능 강화, 신진대사 촉진, 병에 대한 저항력 증가 등 다양한 효과가 있다.

신체의 면역력을 강화할 수 있는 걷기 운동이야말로 신이 인간에게 내린 축복이다.

걷기 순서

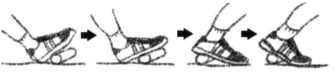

발뒤꿈치→발바닥→발끝의 순으로 천천히 부드럽게 무게 중심을 이동한다.

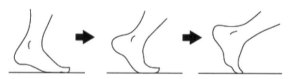

발뒤꿈치를 조금씩 올려 발바닥과 엄지발가락이 이어지는 부분으로 무게 중심이 이동하면, 발끝을 충분히 구부려 땅을 찬다.

발

어떻게 걸을 것인가?

의학의 아버지라고 불리는 히포크라테스는 "걷는 것이 최고의 약"이라고 했다. 그만큼 나이와 상관없이 비교적 쉽게 접하는 운동이 바로 '걷기'이다. 걷기는 특별한 기구나 장소에 구애 없이 생활 속에서 손쉽게 할 수 있는 운동일 뿐 아니라, 조깅에 비해 관절에 무리를 주지 않기 때문에 누구나 즐길 수 있다. 또한 단순히 걷는 행위만으로 심폐 기능 강화와 더불어 체력 증진 등 높은 운동 효과를 얻을 수 있다.

뉴욕 마운트 시나이 의대 레이니어 소리아노 교수는 "운동은 심장병, 골다공증, 폐질환, 당뇨병 등의 발생 위험과 콜레스테롤

수치를 낮춰주며 노화를 억제한다"며 '하루 1만 보씩 걷기'를 권했다. 그는 "만보기를 허리에 찬 뒤, 가볍고 신축성이 좋으면서 넉넉하고 편한 신발을 신고 운동하라"고 조언한다.

이처럼 걷기가 건강을 지켜주는 운동임에는 틀림없지만, 무조건 걷는다고 좋은 것만은 아니다. 근력이 약한 현대인들이 잘못된 자세로 걸을 경우, 중년 이후에 무릎 또는 허리에 통증을 호소할 수 있다. 심할 경우에는 디스크로 발전하기도 한다. 실제로 허리디스크 환자들의 80%가 걷는 습관에서 기인한다는 최근의 조사 결과가 이를 뒷받침해 준다.

그렇다면 어떻게 걷는 것이 건강에 도움이 될까?

먼저 고개를 세우고 시선은 전방을 응시한다. 팔꿈치는 90도 각도로 구부리고 가슴까지 올리는 것이 좋다. 다리를 많이 벌리고 걷는 것보다 작은 보폭으로 자주 발을 움직이는 것이 좋다. 터벅터벅 걸으면 무릎과 등에 무리가 따른다. 발뒤꿈치부터 내딛고 나서 발 전체로 땅을 디딘다.

걷기는 경쾌하면서도 약간 빠르게 걷는다. 각자의 체격에 따라 그 속도를 조절하고, 상체를 똑바로 펴고 바른 자세로 서서 몸에 힘을 뺀 자세로 걷는다. 빨리 걷기 위해 팔꿈치를 삐죽 튀어나오게 걸으면 등과 어깨 근육을 경직시킨다. 빨리 걷기 위해

발

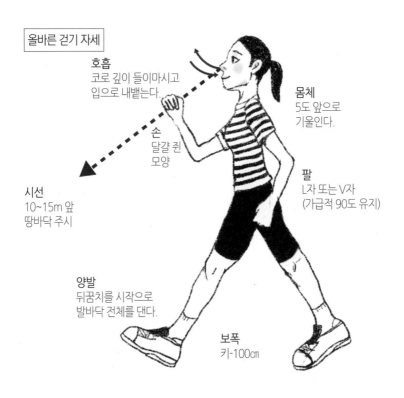

올바른 걷기 자세

호흡
코로 깊이 들이마시고
입으로 내뱉는다.

몸체
5도 앞으로
기울인다.

손
달걀 쥔
모양

팔
ㄴ자 또는 V자
(가급적 90도 유지)

시선
10~15m 앞
땅바닥 주시

양발
뒤꿈치를 시작으로
발바닥 전체를 댄다.

보폭
키-100㎝

발 딛는 순서와 힘을 받는 부위

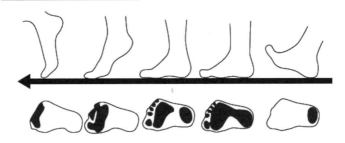

앞으로 약간 기울여 걷는 것도 피해야 한다. 평소에 골반을 어깨와 일직선이 되게 곧게 유지하는 것이 좋다.

걷기 운동의 5원칙을 제시하면 다음과 같다.

1. 배에 힘을 주고 등을 곧게 편 다음 시선은 10~15m 앞 전방을 주시한다. 발을 어깨 넓이로 벌리고 11자가 되게 걷는다. 발을 내딛으면서 바깥쪽이 먼저 바닥에 닿도록 해야 몸이 받는 충격을 최대한 흡수할 수 있다.

2. 보통 때보다 조금 빨리 걷는다는 느낌으로, 속도는 1분에 약 90m 정도가 적당하다. 발이 지면에 닿을 때에는 뒤꿈치, 발바닥 전체, 앞부분 순서가 되도록 걷는다.

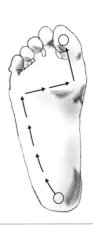

정상 보행 때의 체중 이동

3. 발바닥이 마지막으로 지면에 닿는 순간 가볍게 바닥을 밀어 힘들이지 않고 속도를 낸다. 체중은 발뒤꿈치 바깥쪽을 시작으로 발 가장자리에서 엄지발가락 쪽으로 이동시킨다.

4. 식사 후 2시간 이전에는 무리하게 걷지 않아야 한다.

5. 주기적으로 걷는 운동을 해야 한다.

발

제대로 걷기 위해서는 보행 자세뿐만 아니라 올바른 신발 선택도 중요하다. 척추연구소 이영주 소장은 좋은 신발을 5가지로 정의한다.

① 밑창은 적당히 부드럽고 탄력이 있어 충격 흡수율이 높아야 한다.

② 관절에 받는 힘을 줄여 오래 걸어도 발이 쉽게 피로해지지 않아야 한다.

③ 신발의 앞부분은 발가락을 조금 넓힐 수 있을 정도로 여유 있어야 한다.

④ 운동화의 무게는 본인 체중의 1% 내외 정도가 적당하다.

⑤ 아치(Arch)를 받쳐주어 발의 뒤틀림이 없어야 한다.

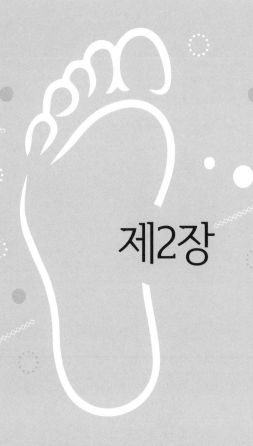

제2장

발을 섬겨야
건강해진다

성장과 관련 있는 어린이의 발 아치

레오나르도 다빈치는 "인간의 발은 생체공학과 예술적으로 최고의 작품"이라고 했다. 그만큼 발의 모양과 아치(Arch)는 신비하고, 인체 구조에 놀랄 만한 기능과 역할이 있음을 강조한 말로 이해할 수 있다.

그렇다고 인간이 태어나면서부터 발에 아름다운 아치를 가지고 있는 것은 아니다. 오히려 갓 태어난 아이는 평평한 발 모양을 하고 있다. 태어나 만 1년을 전후로 서고 걷기 시작하면서 조금씩 발달하여 5~7세에 발의 아치가 완성된다.

체중 분산과 균형을 담당하는 아치는 유형에 따라 평발(편평족), 정상 발, 요족의 3가지로 나뉜다. 체중을 실은 상태로 서 있을 때, 발의 내측 아치가 무너져 바닥에 닿으면 평발(편평족)이라고 하고, 아치가 높은 경우는 요족이라고 한다. 요족은 흔히 까치발이라고도 한다.

정상발   요족   평발

　정상적인 발은 오른쪽의 그림과 같이 A·B·C면 모두가 바닥에 닿아 발의 오목한 아치가 만들어져야 한다.

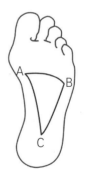

　평발처럼 아치가 너무 적은 것도 문제지만 지나친 요족도 문제가 될 수 있다. 어느 쪽이든 정상 수준을 벗어나는 아치는 인체의 불균형을 초래한다. 변형된 아치 모양은 발목의 안정성과 정상적인 움직임을 방해하며, 보행의 불안정으로 인해 질환이 생길 가능성이 높다.

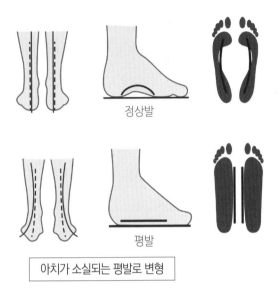

정상발

평발

아치가 소실되는 평발로 변형

위의 그림처럼 정상 발은 아킬레스 위치 각도가 곧게 뻗어 있지만, 요족이나 평발인 경우에는 발목의 각도가 꺾여 있다.

평발은 발바닥의 아치가 없이 전체적으로 납작한 발을 말하는데, 발바닥이 땅에 닿았을 때(체중이 실릴 때) 평발이 되는 유연성(柔軟性) 평발과, 발바닥이 땅에 닿지 않아도 안쪽 아치 없이 평평한 상태인 강직성(强直性) 평발로 구분된다.

유연성 평발인 경우는 자연스럽게 좋아지는 경우가 많지만, 그렇다고 해서 아무 걱정 없이 기다리는 것은 좋은 방법이 아니다. 보통 소아 평발은 걱정할 필요가 없다고 알려져 있으나, 아

발

발의 아치가 무너져서 발생하는 신체 영향

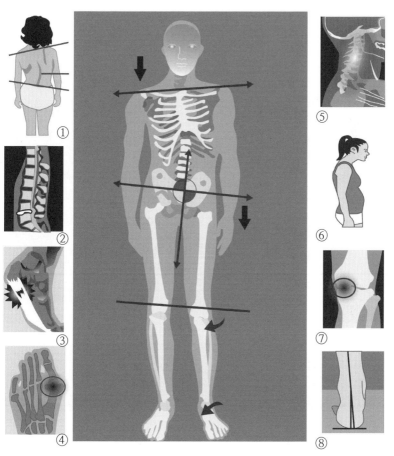

①척추측만 ②허리디스크 ③족저근막염 ④무지외반증
⑤목디스크 ⑥거북목 ⑦관절염 ⑧부정렬

047

제2장 발을 섬겨야 건강해진다

치가 자연스럽게 형성되기를 무작정 기다리기만 하다가는 아치의 형성 시기를 놓칠 수도 있다. 5~7세 정도가 되면 이미 강직성으로 무너져 아치가 회복되기 어려운 경우도 종종 있으니 주의해야 한다.

심한 평발이거나 걷기를 싫어하고 조금만 걸어도 피곤해 하는 아이는, 가능한 한 아치가 완성되기 전 인솔(안창)로 교정해주는 것이 성장에 도움이 된다. 우리 몸의 모든 기관과 뼈들이 체인과 같이 연결되어 있기 때문이다.

발이 무너지면 몸 전체의 뼈 구조가 무너져서 성장 장애는 물론 각종 질병을 유발하는 원인이 된다. 부모들은 자녀의 신발을 선택하기 전에 무너진 아치를 먼저 교정해야 한다. 발이 곧 질병 예방과 성장의 주춧돌임을 잊어서는 안 된다.

발

평발 무시하면 큰 코 다친다

이미 신발 없이 생활할 수 없는 현대인들은, 어떤 신발을 신고 어떤 활동을 하느냐에 따라 발 건강에 영향을 줄 수 있다. 발은 우리 몸을 딛고 서는 데 가장 중요한 역할을 하는 받침대이다. 받침대가 무너지면 몸 전체의 균형이 틀어진다. 그만큼 발은 체중을 고르게 분산시켜 주는데, 평발의 경우는 이 균형을 무너뜨려 여러 가지 발 질환을 가져올 수 있다.

편리한 교통수단에 익숙한 현대인들은 짧은 거리라도 걷기보다는 자동차로 이동하기 때문에 평발이 큰 문제가 되지 않는다고 생각한다. 자신이 평발이라는 것을 알아도 대수롭지 않게 여긴다. 그러나 평발이 문제가 되는 것은 오래 걷기 힘든 발이라서가 아니다. 평발은 정상적인 발보다 발목관절, 무릎관절, 고관절 등을 과다 사용하게 된다. 나이가 들면 퇴행성관절염이 더 많이 생기기도 하고, 골반의 높이에 차이가 날 수도 있다.

당연히 오래 걸으면 힘들고 쉽게 피로를 느끼게 만드는 것도 문제가 된다. 이처럼 장시간 보행 및 운동 후에 발생하는 통증을 치료하기 위해 현대인들은 병원을 찾지만, 원인을 파악하려 하기보다는 통증 부위만 집중 치료를 받는 경우가 많다. 사실은 평발이기 때문에 생기는 통증일 수 있는데, 이 부분을 가볍게 무시한다.

의외로 많은 사람들이 자신이 평발인지 모르고 살아간다. 만약 장시간 보행 및 운동 후 발생하는 통증이 치료를 해도 효과가 없다면 평발인지부터 의심해 보아야 한다. 평발은 외관상 발 안쪽 아치(Arch)가 소실된 상태이며, 신발 안쪽이 주로 닳는다.

평발을 교정해서 만족할 만한 효과를 본 경우도 있다. 통증은 없고 피로만 있는 가벼운 증상일 때는, 체중 무게를 정상적으로 유도하기 위해 아치 지지대 안창이나 발의 아치 패드를 신발 내에 착용하면 효과가 있다. 안창은 기성품보다는 자신의 발에 맞도록 제작하여 착용하는 것을 권한다.

발

먼저 자신의 발이 평
발인지 아닌지부터 살펴
보자. 만약 평소에는 정상
발처럼 생겼는데 두 발을
딛고 섰을 때 발의 아치
가 무너져 내린다면 유연
성 평발이고, 엄지발가락

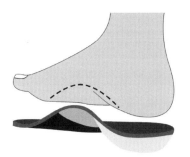

기능성 발 교정기(Orthotics)

을 위로 들어도 아치가 생기지 않는다면 구조적 평발이라고 보
면 된다.

대부분의 평발은 유연성 평발이지만, 발에 있는 뼈의 비정상
적인 구조 때문에 발의 아치가 형성되지 않는 경우도 있다. 만일
아치가 나타나지 않는다면 원인이 무엇인지를 알기 위해 전문
가에게 검사를 받아야 하며, 특수하게 제작된 기능성 발 교정기
(Orthotics)가 필요할 수도 있다. 평발을 조기에 교정하지 않으
면 신체의 모든 뼈가 뒤틀려서 자신도 모르는 사이 '종합병원'이
라는 별명을 듣게 될 수도 있다.

제2장 발을 섬겨야 건강해진다

몸의 기둥을 뒤트는 평발

인체 구조를 건물 구조와 비교해 설명하면 이해하는 데한결 도움이 된다. 건축의 기초는 건축물을 안전을 기반으로 바로 서게 하는 것이다. 아무리 뛰어난 건축물도 기초가 약하면 쉽게 허물어진다. 인체의 기초 역할을 하는 발 역시 건강하지 못하고 뒤틀어지면, 신체 골격에 변화를 일으켜 비대칭 체형으로 바뀐다. 비틀린 골격은 인체의 모든 기관에 좋지 않은 영향을 미치게 된다.

그 이유는 몸에 있는 뼈 206개 중 한쪽 발에 있는 뼈가 26개나 되기 때문이다. 발 하나에는 33개의 관절, 94개의 근육(힘줄

발

56개, 인대 38개)이 있다. 인체에서 가장 긴 아킬레스건도 종아리근육과 발뒤꿈치뼈에 붙어 있다.

왜 현대인들은 많은 질병을 안고 살아갈까?

그 비밀은 바로 발가락에 있다. 신발 속에 꽁꽁 숨겨져 있는 발가락은 걷는 역할만 하는 것이 아니다. 우리 몸의 혈액 순환을 위한 기본적인 힘이 발가락에 있다. 걷는 행위로 발바닥에 압력이 가해지게 되고, 동시에 혈관벽에도 압력이 가해지게 된다. 즉 발가락을 제대로 움직이면 근육과 혈관이 좋아지고, 혈액의 양도 늘어나며, 혈액을 보내는 힘도 좋아진다.

그러나 현대인들은 작은 구두, 좁은 구두, 딱딱한 구두, 높은 구두 등 미관에만 치우쳐 신발을 만들어 왔다. 그야말로 발가락을 움직일 수 없도록 포승줄에 묶어버린 셈이다. 결국 어깨 높이가 달라지고 척추와 갈비뼈가 틀어지면서 내장을 압박한다. 골반 또한 틀어지며, O자형 다리, X자형 다리, 짝다리 등 슬관절이 변형된다. 혈액 순환의 기능이 쇠퇴하고, 발목 변형과 아치의 변형도 피하기 힘들다. 목이 앞으로 나오고 흉곽도 구부러져서 온몸의 축이 뒤틀려버린다. 결국 많은 질병들이 발가락을 억압하는 신발로부터 생겨난다는 사실을 인식해야 한다.

아프리카 사람들은 맨발로 걸어 다니기 때문에 현대인처럼

제2장 발을 섬겨야 건강해진다

관절병이 별로 없다고 한다. 교통이 발달하면서 걷고 뛰는 시간이 줄어들었고, 신발의 쿠션이나 기능들이 좋아지면서 발을 너무 과보호하게 되었다. 평평한 신발 속에서 발이 갈수록 약해지고 있다. 평발 사람들이 더 많아지고 있는 것이다.

평발은 유전적인 영향도 있지만, 환경적인 것도 무시할 수 없다. 부모에게서 평발을 물려받은 것도 있지만, 평발인 부모는 걷기나 뛰기를 좋아하지 않기 때문에 아이들도 걷거나 뛰는 놀이는 많이 하지 않게 된다. 악순환인 셈이다.

물론 유전적인 평발이라고 해서 고칠 수 없는 것은 아니다. 평발이 신체에 미치는 영향을 충분히 인지하여 발의 아치를 만들어 간다면 충분히 평발의 저주에서 벗어날 수 있다. 그러기 위해서는 먼저 아이의 상태를 파악해야 한다. 예를 들어보자.

H씨는 초등학교 3학년짜리 아들 때문에 고민이 많다. 운동회에서 달리기를 하면 항상 꼴찌를 도맡아 한다. 달리기를 못하는 게 속상하기도 있지만, 1등을 한 아이와 너무 차이가 나니 아들의 자존감에 문제가 생길까 더 걱정이다. 의욕이 앞선 아들이 달리다가 자주 넘어져서 무릎에 상처를 달고 다니는 것도 마음이 아프다.

이런 경우에는 평발인지 아닌지부터 확인해 보아야 한다. 양

발

쪽 발 아치의 높이가 서로 다른 것도 문제가 된다. 발과 발목, 무릎, 고관절, 허리에도 손상이 올 수 있기 때문이다.

미국의 한 연구에 따르면, 초등학생 중 28~35%에게서 평발이 발견되었다고 한다. 열 살이 되어도 10%는 아치가 형성되지 않는다는 것이다. 6~10세 정도의 어린이에게 평발이 나타났다면, 정상적인 아치를 만들어서 골반과 허리 등 자세가 변형되는 것을 막기 위해 관리해야 한다. 11세 이전에는 평발의 치료가 가능하기 때문이다.

어린아이의 신발은 그래서 더욱 중요하다. 신발은 딱딱하지 않은 것을 선택해야 발 관절의 움직임을 만들 수 있다. 꽉 조이는 신발은 발의 뼈와 성장을 방해하거나 변형을 일으킬 수 있으므로 피해야 한다.

혈액 순환이 되도록 발을 섬겨라

여행을 떠나기 좋은 계절이 따로 있을까?

봄은 한겨울 움츠렸던 산천이 기지개를 켜고 여행자들의 발걸음을 가볍게 만들며, 여름은 싱그러운 초록색 나무들과 햇살이 반갑고, 가을은 노랗게 물든 들판과 울긋불긋한 산의 조화가 아름답다. 겨울은 회색의 도시를 순백으로 덮어버리고 평온한 대지에 안식의 시간을 내어준다.

우리나라의 자랑인 뚜렷한 사계절도 이제는 모두 옛말이 되어가는 듯하지만 그래도 아직은 '아름다운 금수강산'이다. 그러나 이 모든 계절의 아름다움도 몸이 따라주지 않는다면 있으나

마나한 것이 되고 만다.

나이 80세까지 건강하게 걷고 있다면, 지구의 여섯 바퀴 이상인 25만㎞ 가량을 여행한 것과 같다고 한다. 이때 무엇보다도 중요한 역할을 하는 것이 발이다. 인체의 가장 밑바닥에서 온 체중을 묵묵히 지탱하고 있는 것이다. 또한 발은 심장이 뿜어낸 혈액을 인체의 밑바닥에서 펌핑(pumping)해서 다시 심장으로 돌려보내는 역할도 한다. 그래서 발 건강이 신체의 건강이며, 발을 '제2의 심장'이라고 하는 것이다. 그러니 발을 소중히 여기고 열심히 관리해도 부족한데, 현실은 '패션 신발'이라는 미명 아래 발을 신발 속에 가둔 채 꼼짝 못하게 고문하고 있다.

2019년 건강보험심사평가원 자료에 의하면, 4년간(2014~2018) 당뇨 발 환자수가 연평균 14,500명이다. 최근 미국 족부의학협회의 보고에 따르면, 60대의 약 63%가 일상생활을 하기 힘들 정도로 발에 통증을 느낀다고 하며, 우리 몸의 80~90%에 달하는 질환이 발에서부터 시작된다고 한다.

모든 질병은 혈액 순환이 원활하지 못한 데에서 시작된다고 본다. 혈액 순환이 되지 않으면 혈액이 공급되지 않아 차가워지고, 저리며, 마비가 올 수 있다.

영국 일간지 《미러》는 인체의 축소판인 발로 보는 건강 상태

일곱 가지를 공개했다. 건강은 발의 지키는 것으로부터 시작된다는 생각으로, 자신의 발 건강에 어떤 장애 요인이 있는지 사전에 점검해 보자.

엄지발가락이 붉게 부어오른 발

엄지발가락이 붉게 부어올랐다면 통풍 초기 증상을 의심해야 한다. 통풍은 혈액 내에 요산의 농도가 높아지면서 관절의 연골이나 힘줄 주변 조직에 발생하는 질병이다. 굉장히 아프고 견디기 힘들기 때문에 바로 느낄 수 있다. 특히 엄지발가락이 부어오를 정도면 통풍일 확률이 70% 이상이라고 할 수 있다.

차가운 발

차가운 발은 갑상선 기능 저하에 문제가 있을 수 있다. 갑상선 기능이 저하되면 피로감과 몸무게 증가, 근육통, 우울감 등이 올 수 있다. 또한 발가락 혈관이 지나치게 수축되면서 혈액 순환에 장애가 생길 가능성도 있다.

무감각한 발

발에 감각이 없어지거나 궤양이 생긴다면 당뇨병을 의심할

수 있다. 당뇨병이라면 발에 난 상처가 잘 낫지 않으므로 청결을
유지하고 철저하게 관리하여야 한다.

곤봉형 발톱

발톱이 볼록해지고 발가락 끝이 곤봉처럼 변하는 것은 몸에
산소가 부족하다는 신호이다. 심혈 관계나 폐 질환을 의심해 봐야
한다.

털이 없는 발가락

발가락에 털이 사라지거나 피부가 예전보다 얇고 빛이 난다
면 혈액 순환 장애로 인한 하지동맥 질환일 수 있다. 발의 피부가
붉은빛이나 보랏빛으로 변하면 혈관계 질환을 의심해야 한다.

두꺼워진 발톱

만성 염증성 피부병인 건선의 증상일 수 있다. 발톱이 쉽게
부서지거나 변색되는 것 역시 건선의 증상이다.

발가락관절 통증

발가락관절이 아픈 것은 류머티즘성 관절염 증상일 수 있

다. 퇴행성 관절염과 달리 류머티즘성 관절염은 손가락이나 발가락 등 작은 관절부터 생긴다. 가장 많이 발생하는 곳이 엄지발가락이며, 무릎, 발목, 손목, 팔꿈치 등에도 증상이 나타날 수 있다.

발

발을 망가뜨리는 5가지 신호

우리나라를 대표하는 노래라고도 할 수 있는 〈아리랑〉의 가사 중에는 '나를 버리고 가시는 임은 10리도 못 가서 발병 난다'라는 소절이 있다. 다른 병도 많은데 왜 하필 발병일까? 굳이 가겠다고 하는 '임'을 붙잡을 수는 없지만 가다가 발병 나기를 기원하는 마음은 또 어떤 마음일까? 어찌됐든 가사의 내용대로, 발병이 나면 가고 싶은 곳으로 갈 수 없다는 것만은 사실이다.

우리 속담에 '다리뼈가 맏아들이다', '정강이가 맏아들보다 낫다', '발이 효도하는 자식보다 낫다'라는 말들이 있다. 결국 이

속담들이 의미하는 것은 하나이다. 바로 발 다리의 건강이다. 가고 싶은 곳을 가게 하는 것도, 만나고 싶은 사람을 만날 수 있는 것도, 먹고 싶은 것이나 구경하고 싶은 것을 하게 해주는 것도 효자 자식이 아니라 건강한 자신의 발이라는 것이다.

이렇듯 구전가요나 속담이 말해 주고 있음에도 불구하고, 대다수의 사람들은 노후보장보험보다 더 든든한 발의 건강을 다른 신체 부위보다 푸대접하는 경향이 있다.

발 관련 연구 논문들에 의하면, 우리나라 성인 4명 중 1명은 발의 기형, 티눈과 무좀 등 발과 관련된 고질병을 가지고 있다고 한다. 그중 '발 기형을 만드는 원인은 잘못된 신발의 선택'이라고 한다. 특히 앞이 뾰족하고 굽이 높은 구두는 보기는 좋아도 고통스러운 무지외반증을 가져올 수 있다. 평발 역시 유전적 요인과 걸음걸이 등의 복합 작용으로 나타나는 기형이다. 통증까지 동반되는 평발이라면 전문가의 조언을 받아야 한다.

모든 질병이 갑자기 오는 경우는 드물다. 잘못된 습관과 맞지 않은 신발, 무관심한 발 관리 등 3박자가 어울어져 질병이 되는 것이다. 건강한 발을 유지하기 위해서는 이러한 3박자를 버리고 일상생활에서 발을 지키는 5가지 신호에 관심을 가져주길 바란다.

발

1. 발에 무리가 오면 당연히 통증이 시작된다

일종의 경고 시그널이다. 꼬부랑 노인이라고 해서 하루아침에 그렇게 등이 굽었겠는가. 수십 년 동안 보내온 통증의 신호를 가볍게 여긴 결과인 것이다. 가령 체중 60㎏의 성인이 1만 보를 걷는다면, 발은 매일 약 750여 톤의 무게를 지탱하는 셈이다.

이처럼 매일 중노동에 시달리는 발의 피로를 무시하지 말고 부드럽게 마사지로 풀어주어야 한다. 왼발에서 오른발 순서로 마사지하며, 전제적으로 발바닥 부위를 손으로 만져주면서 근육들을 풀어준다. 엄지발가락 끝의 발톱 밑 통통한 부분을 좌우 양쪽으로 움직이면서 3회 정도 자극해서 풀어준다.

2. 통증 시그널을 방치하면 발에 변형이 오기 시작한다

발의 중심이 일직선이 되어야 하는데, 변형이 생기면 발의 정렬이 틀어진다. 발의 중심은 뒤꿈치와 앞꿈치 중에서 엄지발가락과 가운데발가락 그리고 새끼발가락이 삼각형으로 균형이 맞아야 한다.

통증이 몸에 적응되면 통증을 잊고 변형된 발로 살게 된다. 그러다가 외부 스트레스를 받게 되면 통증이 재발되고, 또다시 변형이 반복되는 악순환의 고리를 갖게 된다.

3. 발이 따뜻해야 한다

'발이 차면 심장이 상한다(足寒傷心)'라는 말이 있다. 심장에서 가장 멀리 있는 곳이 발이다. 즉, 발의 혈액 순환이 안 되면 바로 심장에 문제가 생긴 것이라고 보는 것이다.

찬 발을 따뜻하게 만드는 데는 족욕만한 것이 없다. 40℃ 정도의 물에 15~20분 정도 담그고 있으면 발도 따뜻해지고, 혈액 순환이 되어 다리도 가벼워진다.

4. 발가락에 굳은살이 없어야 한다

굳은살이 있다는 것은 신발 쪽에 문제가 있다는 말이고, 그로 인한 통증이 있었다는 의미다. 거리에서 사람들이 걷는 모습을 관찰해 보면, 그야말로 십인십색이다. 누구 하나 같은 걸음걸이가 없다. 모두가 자기 편한 대로 걷고 있는 것일 테니 어쩌면 당연한 것인지도 모르겠다.

다만 문제가 되는 것은 바르지 않은 보행 자세가 생각보다 많다는 것이다. 발이 벌어지는 팔자걸음은 예사이고, 다리를 안으로 모아 걷는 사람도 쉽게 볼 수 있다. 물론 그중에서도 가장 눈에 띄는 것은 발의 아치가 무너져 신발의 안쪽이 푹 꺼진 채로 걷는 사람이다. 신발이 발을 감싸기만 할 뿐 발의 변형을 잡아주지 못해 신발까지 심하게 변형되어버린 것이다.

또한 발바닥과 뒤꿈치에 오는 통증이나 오래 걷지 못하고 쉽게 피로를 느끼는 것도 신발이 주는 영향력이 크다. 그만큼 신발이 발과 몸의 건강에서 중요한 부분을 차지한다고 할 수 있다.

5. 부종이 없어야 한다

발에서 심장 쪽으로 혈액 순환이 되지 않으면 발이 천근만근 무겁게 느껴진다. 심장에서 나온 혈액이 순환되지 않고 발끝에 고이면 발이 붓게 된다. 이럴 때는 발바닥을 자극해 주고 무릎 위까지 혈액이 순환되도록 마사지를 해주는 것이 좋다.

현대인들은 직업상 오래 서 있거나 앉아 있기 때문에 다리의 혈액 순환이 원활하기가 쉽지 않다. 순환이 잘 되지 않으면 종아리가 차가워지면서 부종이 생긴다. 평소에 다리를 심장보다 높이 올려서 취침하는 습관도 부종을 없애는 좋은 방법이다. 심한 날에는 압박양말을 활용하는 것도 좋다.

하루의 마무리는 발 마사지로

따뜻한 물에 족욕하기

따뜻한 물에 20분 정도 발을 담근다. 족욕은 무릎 아래까지 담그는 방법과 발목까지만 담그는 방법이 있는데, 이 두 가지 혼용하여 사용하는 것이 좋다.

족욕은 발가락 사이의 세균을 소독해 줄 뿐 아니라, 발바닥에 응집되어 있는 각질을 부드럽게 하여 혈액 순환과 림프 순환을 촉진한다. 다만 하지정맥류가 있는 경우에는 족욕이 오히려 증상을 악화시킬 수 있으니 주의하자.

족욕을 할 때는 가만히 앉아 있는 것보다는 물속에서 발가락

스트레칭을 하는 것이 좋다. 발가락을 위아래로 움직인다거나 발가락으로 가위 바위 보를 하는 것도 도움이 된다.

발 지압판 밟기

전문가로부터 마사지를 지속적으로 받기 어려운 경우에는 발판을 이용하여 셀프 마사지를 해준다. 발바닥에는 인체의 모든 건강을 돕는 경혈이 모여 있으므로, 자주 마사지해서 혈액 순환을 촉진시켜 주는 것이 좋다. 발의 순환 기능이 좋아지면 전신의 피로가 쉽게 풀리면서 하반신의 혈액 순환도 좋아지게 된다.

콩이나 자갈 또는 대나무를 반복해서 밟는 방법도 있고, 양 손가락으로 발바닥을 쓸듯이 마사지해 주는 것도 좋다.

발 마사지하기

발 마사지를 하기 전에는 먼저 손을 깨끗하게 씻고 손톱이 긴지 확인한다. 끝난 후에는 마사지크림 또는 보습크림을 충분히 발라 피부를 촉촉하게 관리한다. 샤워 후에 양쪽 발을 5분씩만 마사지해 줘도 각질이 사라지고 혈액 순환을 도와 피부에 탄력을 준다. 발의 부위별 마사지 방법을 소개한다.

① 발뒤꿈치 마사지하기

손바닥으로 발뒤꿈치를 감싸고,
밀가루 반죽하듯이 마사지해 준다.
그리고 주먹으로 발뒤꿈치를 두들
겨서 자극한다. 두텁게 갈라진 뒤꿈
치의 피부를 부드럽고 매끈하게 가꿔
줄 수 있다.

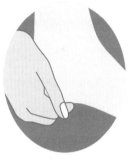

② 발바닥 쓸어 올리기

손바닥으로 발뒤꿈치부터 발가락까
지 발바닥 전체를 쓸어 올리면서 발
바닥 한가운데에 있는 '용천혈'이라
는 경혈을 지속적으로 자극한다. 이
혈 자리를 지압 봉으로 4초 이상 서
너 차례 지그시 누르면 노폐물을 배출시
켜 피로감을 덜어주게 된다.

③ 발등의 발가락 쓸기

발등의 발가락 전부를 엄지를 이용해 위에서 아래로 쓸어준다. 혈액 순환을 돕고 발 피부에 탄력이 생겨 건조한 발바닥 피부가 촉촉해지는 효과가 있다.

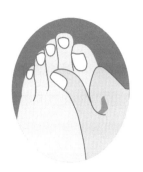

④ 발목 마사지하기

양손으로 발목 주변을 감싸서 안쪽에서 바깥 방향으로 쓸어준 다음, 발목 관절을 좌우로 돌려준다. 자주 마사지해 주면 발목이 가늘어지고 예뻐진다.

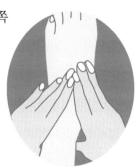

⑤ 발가락 젖히기

손으로 발가락을 감싸 바깥쪽으로 젖히고 발바닥 안쪽의 움푹 들어간 부위를 반대편 엄지로 꾹꾹 눌러준다. 노폐물 배출을 도와 피부를 맑게 해 주는 효과가 있다.

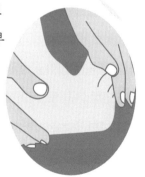

⑥ 엄지발톱 옆 라인 누르기

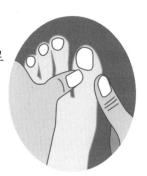

엄지발가락 옆 라인을 양쪽 엄지로
누르면서 발끝 방향으로 밀어 올린
다. 몸속의 독소를 제거해 주는 효과
가 있다.

⑦ 발가락 당기기

모든 발가락 하나 하나를 엄지와
검지로 잡아당겨 준다.

엄지발가락의 뒤쪽 부위를 자
극하면 배의 통증 완화, 가스 제
거에 매우 효과적이다.

둘째발가락은 소화기관, 변비,
당뇨, 코 막힘, 눈의 피로와도 연관된
다. 식중독에 걸렸을 때 둘째발가락의 목 부분을 문질러주면 효
과가 있다.

셋째발가락을 자극하게 되면 순환계의 움직임이 좋아지고,
가슴이 두근거리거나 숨이 차는 증상이 호전된다.

넷째발가락은 소화기능 저하, 배에 가스가 찼을 경우, 장딴지에 쥐가 나거나 손발이 저릴 때 지압한다.

새끼발가락은 작은 뇌라고 불릴 정도로 뇌와 많이 연결되어 있다. 시험 공부, 장기간의 정신 활동 후에 자극해 주면 피로 회복에 좋다.

⑧ 엄지발가락 마사지하기

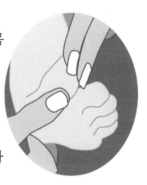

엄지를 이용해 엄지발가락을 몸 쪽으로 당긴 다음, 엄지발가락 가운데를 눌러준다. 이 마사지는 호르몬 분비의 균형을 맞춰주어 스트레스로 인한 비만을 예방해 주는 효과가 있다.

⑨ 발목선 누르기

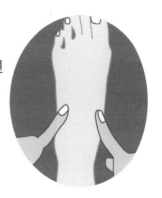

발목선을 양쪽 검지로 돌아가면서 꾹꾹 눌러준다. 면역력을 강화해 피부 트러블이 완화된다.

⑩ 움푹 들어간 곳 누르기

손으로 발가락 전체를 젖힌 다음,
발가락 경계선에서 약 3㎝ 정도 떨
어진 볼록 튀어나온 부분을 눌러준
다. 이곳을 눌러주면 여드름 해소
및 피부 예방에 도움이 된다고 한다.

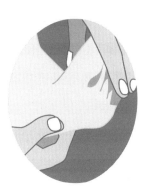

위의 열 가지 방법을 꼭 순서대로 해야 하는 것은 아니다. 순
서를 붙여 설명한 이유는 빠짐없이 마사지하기 위함이다. 익숙
해지면 자연스럽게 발 전체를 마사지해 주면 된다.

무엇보다 중요한 점은, 매일 습관처럼 마사지를 해야 한다
는 것이다. 한두 번 번 시도해 본 후 즉시 효과가 나타나지 않는
다는 핑계로 그만두면 낭패이다. 발 하나에 10분 정도 투자해서
한 달 이상 지속한다면 어느덧 건강해진 당신의 발을 발견하게
될 것이다.

발

발을 섬기는 7up 수칙

우리 몸의 심장은 쉬는 날이 없다. 심장이 피곤하다고 멈춘다면 바로 생을 마감하게 된다. 생과 직결된 심장이 멈춘다는 것은 상상하기조차 싫다. 그래서 심장에 가벼운 통증만 느껴도 즉시 병원을 찾는다.

발 또한 자는 시간만 빼고 하루 종일 일한다. 심장보다 일하는 시간은 적어도 꽤나 중노동인 셈이다. 그런데도 심장에 비해 발에 대한 자각은 꽤나 관대하다. 사람들은 발에 이상 증세가 느껴져도 병원을 찾는 경우가 드물다. 발이 불편하면 '그러다가 말겠지', '하루 지나면 괜찮아지겠지' 하고 대수롭지 않게 여기면서 어느 신체 부위보다 발을 가장 홀대한다.

'발은 몸의 시작이다'라는 말이 있다. 발의 건강이 곧 신체 건강의 지표라는 뜻이다. 발은 52개의 뼈와 인대, 근육, 힘줄, 신경 등으로 구성되어 있다. 이 가운데 하나라도 문제가 생기면 도미노처럼 연관되는 부분에 영향을 미친다. 발은 인체의 주춧돌이고, 다리는 인체의 기둥이나 다름없다. 발과 다리 건강은 전신 건강과 직결되어, 발과 다리에 문제가 생기면 전신 건강에 이상이 생긴다. 발은 생각보다 민감하다.

한의학에서는 발에 수많은 경락과 경혈이 모여 있다고 한다. 인체의 축소판인 발의 변화는 신체 건강을 알려주는 민감한 센서이다. 묵묵히 제 할 일만 하는 발이지만, 일단 탈이 나면 신체 전반에 문제가 생길 수 있다.

그렇다면 과연 내 발은 건강할까?

평소 발의 색상이나 모양, 부기, 질병, 통증 등 발의 신호를 민감하게 관찰해 볼 필요가 있다.

무좀이 자주 발생하면 혈관 건강(모세혈관)이 좋지 않은 신호다. 발 모양이 변했다면 무지외반증 등의 발 변형 질환을 의심해야 한다. 발바닥이 아픈 경우에는 족저근막염을, 발 피부의 일부분이 두꺼워지고 딱딱하게 변한다면 굳은살과 티눈을 의심해야 한다. 부기 또한 없어야 한다. 눌렀을 때 통증이 있다면 이미 염증이 생겼다는 의미이기 때문이다.

이처럼 발은 몸의 이상을 미리 알려주는 경보기 역할을 하는 기능이 있으니, 발의 질병을 사전에 예방하기 위한 '7up 습관'을 권하고자 한다.

1. Clean Up

'발 씻은 물에 세수하라'는 말이 있다. 얼굴 관리도 중요하지만 발 관리에 소홀함이 없어야 한다는 뜻으로, 발의 청결함을 강조한 것일 게다. '하루 세 번 발을 씻으면 건강을 염려할 필요가 없다'는 가르침은 발 관리의 중요함을 강조한 말이다. 하루 종일 무거운 체중을 견디며 고생한 발이다. 귀가 후 제일 먼저 발을 씻어 청결을 유지하여야 한다.

2. Check Up

항상 다리와 발에 상처는 없는지 살피고 점검해야 한다.

3. Shoes Up

운동화 안창은 따로 빼내어 세탁하고, 겉은 운동화 전용 세

제나 미지근한 비눗물로 닦아낸 뒤 그늘에서 말려준다. 햇볕에 말리게 되면 수분이 증발하면서 신발이 쪼그라드는 등 형태가 변형될 수 있으므로, 신발을 말릴 때는 신문지를 구겨 넣어 신발 형태를 보전하자. 신문지는 냄새 제거에도 효과적이다.

비 맞은 가죽 구두는 마른 수건으로 물기를 제거한 후 구두 안에 신문지를 구겨 넣어 통풍이 잘 되는 그늘에서 말린다. 통풍이 되지 않는 신발은 발의 혈액 순환을 정체시키고 무좀 등의 피부병을 일으켜서 발 건강을 해친다.

4. Rest Up

하루 종일 피곤하게 일하는 발을 쉬게 하자. 발은 심장과 가장 먼 곳에 있어서 조금만 피로해도 혈액 순환이 잘 되지 않아 붓는 경우가 많다. 옛부터 '손발은 따뜻하게, 머리는 시원하게' 하라고 했다. 발을 따뜻하게 하여 혈액 순환이 원활해지도록 하자.

5. Pay Up

건강을 위해 지갑은 열어라. 발에 생기는 작은 흠집이나 티눈, 무좀과 습진이 발생하면 병원을 찾아라. 발톱에 이상이 발생하면 전문의와 상의해라. 또한 신발에 투자해라. 유행이 아니라 당연히 자신의 발에 잘 맞는 신발을 선택하여야 한다.

6. Sole Up

발바닥에는 많은 경혈이 있다. 그중 매우 중요한 혈 자리가 용천혈이다. 눌러주기만 해도 에너지가 샘솟는다는 혈 자리다. 하루 종일 고생한 발을 섬기듯 주물러주고, 잠들기 전에 발목을 돌려준다. 발목을 충분히 돌려주면 발에 집중되었던 피로가 풀어진다.

7. Cheer Up

언제나 밝고 유쾌한 분위기를 유지하는 것이 좋다. 타인을 격려하고 칭찬하는 말을 많이 해주자. 그것이 습관이 되면 긍정적인 사고와 훌륭한 대인관계를 쌓을 수 있고, 자신의 스트레스도 풀린다.

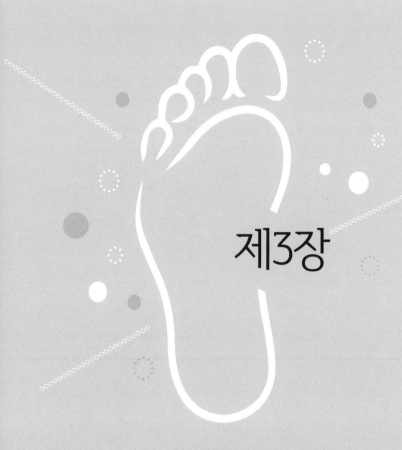

제3장

일상생활에서
발을 살피자

발의 구조를 알아야 질병이 보인다

레오나르도 다빈치는 발의 구조를 가리켜 '공학의 최대 걸작품'이라고 극찬했다. 발은 신비로울 만큼 뼈와 인대, 근육으로 섬세하고 기능적으로 구조화되어 있다. 발은 지면으로부터 오는 충격과 상체로부터 내려오는 압력을 분산시킨다.

발의 구조를 살펴보면 크게 세 부위로 나뉘며, 각 부위마다 다른 기능을 한다. 가장 운동성이 높은 지절골부(발가락)와 매끈하고 유연성이 있는 중족골부(발등), 운동성이 낮으면서 똑바로 섰을 때 제어를 맡는 족근골부(뒤꿈치)다. 지절골은 14개의 뼈(족지골)로 발가락을 형성하고 있다. 엄지발가락에는 2개의 뼈가

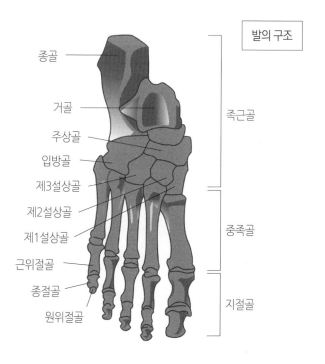

발의 구조

종골

거골

주상골

입방골

제3설상골

제2설상골

제1설상골

근위절골

종절골

원위절골

족근골

중족골

지절골

있고, 나머지 4개의 발가락에는 각각 3개씩의 뼈들이 있다.

종족골은 발의 체중 지지구 쪽으로 앞을 향해 활을 이루고 있다. 5개의 종족골은 발목뼈와 발가락뼈 사이에서 아치(Arch)를 연결하고 있다. 족근골은 발꿈치와 발목으로 이루어져 있다. 족근골은 발과 다리를 연결하는 부위에 있는 7개의 짧은 뼈들로, 이 뼈들은 정강이뼈로부터 내려오는 체중을 발꿈치와 발에 전달해 주는 역할을 한다.

우리가 즐겨 신는 신발들을 살펴보면, 발의 복잡하고 다양한 기능과 구조의 특성을 무시하고 만든 경우가 많다. 가늘고 길게 또는 높게, 그리고 뾰족하게 만들어 사람들의 눈을 현혹시키는 신발들이 문제다. 결국 자신의 발 구조(형태)를 무시하고 신발에 발을 맞추다 보니, 그로 인해 여러 가지 발의 장애나 질병이 발생하고 있는 것이다.

발에 발생하는 대부분의 장애와 질병의 원인이 신발이라는 근거는, 신발을 신지 않는 아프리카 사회에서 찾을 수 있다. 신발을 신지 않고 생활하는 지역 사람들의 발의 장애는 전체 정형외과 질환의 3%에 지나지 않는데 비해, 신발을 늘 신고 생활하는 사회에서는 60~65%에 이르기 때문이다.

그렇다고 현대 사회에서 맨발로 다닐 수는 없으니, 지혜롭게 대처하는 방법을 찾아야 한다. 결국 자신의 발 구조에 맞는 신발을 선택하여 질병을 예방하는 것이 최선이다.

발

변형된 발, 어떻게 구할까?

자동차 앞바퀴 2개 중 한쪽 바퀴의 공기압이 기준치를 조금 벗어난 상태에서 운전한다고 가정해 보자.

자동차는 공기가 빠진 바퀴 쪽으로 기울어져 운행하게 되고, 그로 인해 자동차 바퀴는 편마모 현상이 일어날 것이다. 기울어진 자동차의 문은 균형이 깨져 잡음이 날 것이고, 속도를 내면 낼수록 잡음은 더 커질 것이다. 핸들이 떨리면서 상황에 따라 사고의 우려도 발생할 수 있다. 이런 상황을 무시한 채 운전을 계속하면, 자동차 부품의 내구 연한도 채우지 못하고 부품을 교체해야 하는 상황까지 올 수 있다.

우리 몸의 2%에 해당하는 발은 98%의 체중을 평생 지탱하며 살아간다. 직립 보행을 하는 인간은, 시간이 흐르면서 서서히 무너지는 발 아치(Arch)의 변형을 막을 수 없다. 아치의 변화는 인체에 통증을 유발시켜 바르지 못한 자세와 걸음걸이를 유도하고, 이는 다시 아치의 변화를 가져오는 악순환을 반복한다.

자동차의 한쪽 바퀴의 공기압이 달라지면 부품에 고장이 나듯, 발의 아치가 무너지면 발목에서 무릎, 골반, 흉추, 경추의 통증은 물론 두통까지 수반된다.

이해를 돕기 위해 사례를 들어보자.

주부 A씨는 결혼 전에는 매우 건강했다. 둘째아이를 임신한 후 척추에 이상 징후가 왔다. "출산 후에는 괜찮아질 것"이라는 언니들의 얘기를 듣고 안심하였다. 그러나 출산 후에도 통증은 더해져 팔목, 손가락, 손등, 무릎, 뒷목, 허리 통증에서 벗어나지 못했다. 여러 병원과 한의원을 전전하던 중 지인의 추천으로 오소틱(특수안창)을 넣은 신발을 신게 되었다.

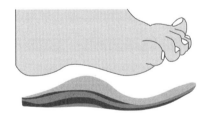

맞춤형 오소틱(특수안창)

발

처음 며칠은 10분만 걸어도 허리가 아파 와서 길바닥에 쭈그리고 앉았다 가기를 반복했다. 그렇게 매일 조금씩 쉬어 가면서도 하루에 1시간씩 걷기 시작했고, 2주일 정도 지나고 나니 허리 통증이 많이 줄어들었다. 그 이후부터는 얼굴 부종도 빠지고 걸음걸이도 가벼워졌다.

미국이나 유럽의 경우, 소득 수준의 향상과 함께 오소틱에 대한 관심이 높다. 임상역학 치료의 방법으로 신발 속에 깔아 걸어다님으로써 탁월한 효과가 있음이 입증되었다. 오소틱은 서 있거나 걷고 달릴 때, 몸의 자세를 바르게 유지해 주는 역할을 한다. 발에 가해지는 충격을 흡수함으로써 발 다리는 물론, 몸 전체의 피로감을 감소시켜 준다. 한쪽 편으로 걸리는 하중에 의한 충격으로 척추, 뼈, 관절, 골반 등이 손상되는 것을 방지하는 것이다.

오소틱의 사용 목적은 발의 구조와 모양을 바로잡는 데 있다. 발의 형태를 제자리로 복원시켜 발의 자연적인 기능을 회복하기 위함이다. 발바닥은 아치의 형상을 유지해야 하는데, 오소틱은 발바닥에 입체적인 아치 모양을 갖도록 해준다.

일반적으로 평면 안창은 부드러움과 푹신함으로 발의 압력을 흡수하지만, 오소틱은 발의 모양을 바로잡아서 압력을 분산시킨다. 오소틱은 걷고 뛸 때 편하고 효율적인 동시에 몸의 불편을 해소해 질병 치유는 물론 예방 역할도 한다.

오소틱(특수안창)이 필요한 사람

- 몸이 이유 없이 피곤하다.
- 평발, 굳은살, 티눈, 무지외반증 등 발에 질환이 있다.
- 서 있거나 걷고 달릴 때, 발과 허리 등 몸에 통증이 있다.
- 오래 서 있거나 걷는 직업에 종사한다.
- O자형 또는 X자형과 같이 다리가 휘여 있다.
- 양쪽 다리의 길이가 많이 차이 난다.
- 신발의 뒤꿈치 중 어느 한쪽이 유난히 많이 닳는다.
- 자주 발목이 삔다.
- (청소년의 경우) 신체가 구부러지거나 발이 변형되었다.
- 이유 없이 두통이 계속된다.

발

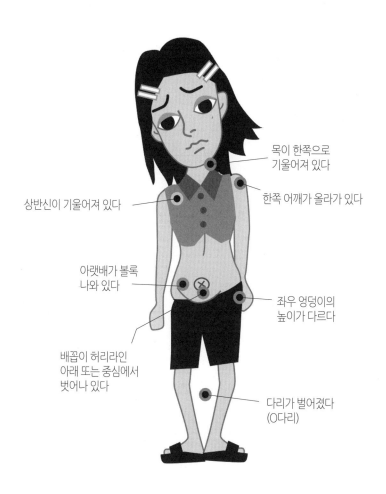

목이 한쪽으로
기울어져 있다

상반신이 기울어져 있다

한쪽 어깨가 올라가 있다

아랫배가 볼록
나와 있다

좌우 엉덩이의
높이가 다르다

배꼽이 허리라인
아래 또는 중심에서
벗어나 있다

다리가 벌어졌다
(O다리)

제3장 일상생활에서 발을 살피자

키 성장을 방해하는 척추측만증

기둥을 받치고 있는 주춧돌이 틀어지면, 지붕이 기울어지면서 벽에 금이 간다. 집은 무너지지 않아도 불안하기 짝이 없다. 비오는 날엔 누수가 염려되고 태풍이라도 닥치면 쓰러질까 걱정이다. 각종 가재 도구와 옷을 제대로 보관하기도 어렵다.

집을 신체에 비유하면 주춧돌과 기둥은 발과 다리이며 벽은 갈비뼈고 지붕은 머리라고 할 수 있다. 주춧돌이 틀어지면 집을 보전할 수 없듯이, 발 다리와 척추가 틀어지면 모든 질병의 전조 증상이 하나 둘씩 나타날 수밖에 없다.

특히 척추는 태어난 후 사춘기를 지나 성인 키에 도달할 때

발

까지 성장하는데, 척추측만증은 척추의 성장이 많이 일어날 때 악화될 수 있다. 사춘기에는 키가 빠르게 자라는만큼 척추의 성장이 가장 활발한데, 이 시기에 척추측만증이 가장 많이 발생한다고 한다. 척추측만증은 이름 그대로 척추가 옆으로 휘거나 굽는 현상이다.

〈척추학교〉의 자료에 의하면, 척추가 휘어질 때 몸의 균형이 깨져 골반이나 어깨의 높이가 달라져 몸이 한쪽 방향으로 기울어진다고 한다. 더욱 문제가 되는 것은, 이 부위만 틀어지는 것이 아니라 척추·턱관절 질환 등 전신 건강이 저하되고 뇌까지 악영향을 줄 수 있다는 점이다. 사실 척추는 혈액 순환의 중요 통로로, 심장에서 보낸 혈액이 척추를 거쳐 다시 온몸으로 보내는 혈액 순환의 펌프와 같은 역할을 하기 때문에 심장병·동맥경화 등 각종 심혈관 질환과도 관련이 있다.

척추의 의심 증상으로 가장 쉽게 발견할 수 있는 것이 발이다. 발의 굳은살은 뒤꿈치와 발가락 밑의 살이 튀어나온 부분에만 생겨야 정상인데, 다른 부위에 굳은살이 생겼다면 척추 관절을 의심해 보아야 한다. 정상 부위 외의 굳은살은 척추 관절에 문제가 생겨 걸음걸이가 바르지 못하거나, 편하지 않은 신발을 신어 발의 특정 부위에 압력과 마찰이 가해져 생기기 때문이다.

굳은살이 한쪽 발에만 생긴 경우도 척추측만증을 의심해 봐야 한다. 걸을 때 체중을 두 발에 고루 분산시키지 못하면 한쪽에만 굳은살이 생기고, 이를 방치하면 허리 통증이나 다리 저림이 발생한다. 청소년인 경우에는 키 성장을 방해받을 수 있다.

척추측만증을 유발하는 자세와 교정 운동은 다음 챕터에서 설명하고자 한다.

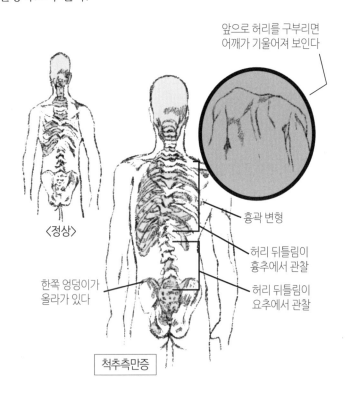

앞으로 허리를 구부리면
어깨가 기울어져 보인다

〈정상〉

흉곽 변형

허리 뒤틀림이
흉추에서 관찰

허리 뒤틀림이
요추에서 관찰

한쪽 엉덩이가
올라가 있다

척추측만증

발

척추를 망치는 자세가 따로 있다

소파에 비스듬히 앉으면 척추가 휜다

푹신한 소파에 비스듬히 누운 듯 앉으면, 위쪽의 척추는 구부러지고 아래쪽의 척추는 지나치게 펴지게 되어 허리 뼈의 극돌기가 한쪽으로 돌아가게 된다. 그러면 디스크는 아래쪽으로 압력을 받아 삐어져 나오게 되고, 이것이 신경을 압박하여 추간판 탈출증이 올 수 있다. 추간판 탈출증은 척추의 뼈와 뼈 사이에 존재하는 추간판(디스크)이 어떤 원인에 의해 손상을 입으면서, 추간판 내부의 수핵이 탈출하여 주변을 지나는 척추신경을 압박함으로써 발생하는 질환이다.

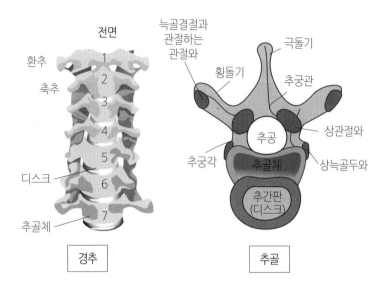

전면

환추

축추

1
2
3
4
5
6
7

디스크

추골체

경추

늑골결절과 관절하는 관절와

횡돌기

극돌기

추궁관

추공

상관절와

추궁각

추골체

상늑골두와

추간판 (디스크)

추골

뒷주머니에 지갑을 넣고 앉게 되면 한쪽 다리가 짧아진다

대부분의 남자들이 바지 뒷주머니에 지갑을 꼽고 다닌다. 간혹 긴 지갑을 뒷주머니에 꼽는 것을 멋으로 생각하는 사람이 있는데, 뒷주머니에 지갑을 넣고 앉으면 지갑이 있는 쪽 골반이 앞으로 밀리게 되어 다리가 짧아질 수 있다.

구부정하게 앉는 습관은 등을 휘게 만든다

앉은 자세가 구부정하면 등이 휘고, 목뼈 역시 지나치게 앞으로 휘어져 턱이 들리는 현상이 생기게 된다. 앉을 때는 허리를 곧게 편 후 턱은 가슴으로 끌어당기는 습관을 기르는 게 좋다.

발

한쪽으로만 전화를 받는 습관에도 척추가 비뚤어진다

전화기를 귀에 대면서 무의식중에 고개가 기울어지는 경우가 있다. 전화가 올 때마다 이런 식으로 받아 통화를 하게 되면 어깨가 올라가고 고개는 삐딱해진다. 문제는 여기에서 그치지 않는다. 허리까지 따라 올라가서 엉치뼈가 튀어나오게 되는 것이다. 이외에도 한쪽으로만 계속 누워 자도 디스크에 부담을 주므로 주의하는 것이 좋다.

스마트 폰이나 컴퓨터 모니터를 오래 들여다보지 마라

전철 속의 풍경은 그야말로 스마트 폰 천국이다. 거북이 목처럼 길게 빼고, 더구나 45도 이상 아래로 머리를 숙인 채 스마트 폰에 열중하는 이가 많다. 컴퓨터를 사용할 때도 목은 모니터 쪽으로 빠지고 몸을 한쪽으로 비튼 채 앉아 있는 습관들은 VDT(Visual Display Terminal) 증후군을 만들 수 있다.

다리 꼬고 앉지 마라

다리를 꼬고 앉는 자세는 척추 곡선을 무너뜨리는 주범이다. 바닥에 앉을 때 다리를 옆으로 모아 앉는 자세 또한 골반이 틀어져서 짝궁둥이가 된다. 골반 기능이 나빠져 생리통이 심해지고,

변비나 설사를 일으키기도 한다. 생식기와 비뇨기 계통 등에도 나쁜 영향을 미친다고 하니 주의하자.

척추측만증은 평소 자신의 상태를 통해 자가 진단으로 확인할 수 있다. 다음 항목 중 해당되는 사항이 있다면 정확한 진단을 위해 전문의에게 진단 받기를 권한다.

- 누워 있을 때 팔과 다리의 길이가 다르다.
- 한쪽으로 어깨가 치우쳐 있거나 기울어져 있다.
- 골반이 한쪽으로 기울어져 있다.
- 상체를 90도로 구부리면 한쪽 어깨나 등 부위가 올라와 있다.
- 전반적으로 몸이 한쪽으로 치우치는 느낌이 든다.
- 신발굽이 서로 다르게 닳는다.
- 한쪽 엉덩이가 튀어나오거나 오리궁둥이란 소리를 듣는다.
- 균형을 잘 잡지 못하고 넘어진다.
- 허리의 곡선이 좌우 비대칭이다.
- 걸음걸이가 바르지 못하거나 한쪽 발에만 굳은살이 생겼다.

척추측만증 예방 운동

의자에 앉아서 하는 스트레칭

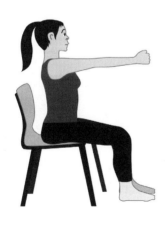

오랜 시간 동안 의자에 앉은 채로 일하는 직장인들이 할 수 있는 운동으로, 누구나 쉽게 따라할 수 있다.

먼저 허리를 곧게 펴고 어깨를 올렸다가 툭 떨어지는 동작을 10회 정도 반복한다. 또 두 손을 깍지 낀 상태에서 손바닥을 정면을 향해 쭉 밀어준다. 이때 자세 유지가 중요한데, 최소 15초 이상은 계속 밀어주는 느낌으로 동작을 유지한다. 하루에 수십 회씩 반복한다.

고개 뒤로 젖히기

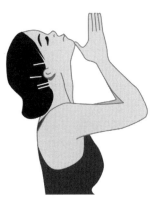

양 손바닥은 합장 자세를 취하고 엄지손가락을 치켜세운 후 엄지손가락으로 턱을 올려 고개가 위로 젖혀질 수 있도록 한다. 허리를 살짝 굽힌 상태에서 머리를 뒤로 젖힌다. 주의할 점은, 동작을 빨리 하면 오히려 근육이 긴장할 수 있기 때문에 천천히 움직여 근육을 이완시켜야 한다는 것이다. 이 동작도 최소 15초 이상을 유지해 줘야 하며, 하루에 수십 회씩 반복한다.

브릿지 자세

바닥에 누운 상태에서 손바닥을 바닥에 붙여준 뒤 무릎을 90도로 세운 다음, 골반을 든다는 생각으로 살짝 들어준다. 숨을

발

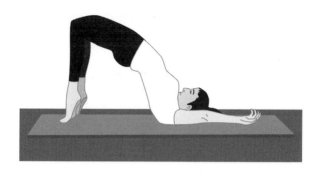

내쉬면서 골반을 위로 들어올리고, 엉덩이에 긴장감을 느끼면서 1~2초간 정지 자세를 취한다. 숨을 들이마시면서 골반을 바닥에 내린다. 15초 이상 유지할 수 있도록 연습하고, 마찬가지로 하루에 수십 회 반복한다.

다리들어올리기

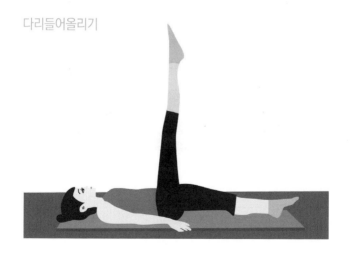

바른 자세로 누워 손을 엉덩이 옆에 두고, 허리가 뜨지 않게 주의하며 다리를 들어올렸다 내렸다를 반복한다. 이 동작도 15초 동안 자세를 유지해 주는 것이 효과적이며, 횟수 상관없이 반복한다. 이때 허리나 손바닥이 바닥에서 떨어지지 않도록 주의한다.

고양이 자세

기어가는 자세를 취한 후 척추를 최대한 내리고 고개를 최대한 올려준다. 이 자세를 유지하다가 반대로 최대한 등을 굽혀서 풀어주는 동작도 한다.

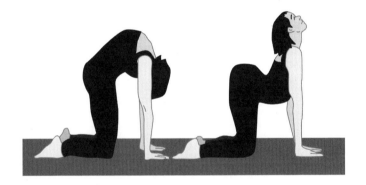

발

무지외반증도 도망가는 예방 수칙

나비의 날갯짓으로 꽃술의 꽃가루가 원숭이의 털 속에 들어가게 된다. 원숭이는 등이 간지러워서 야자수에 등을 비빈다. 이 진동으로 야자수의 열매가 떨어진다. 떨어진 야자수 열매는 큰 바위를 지탱하고 있는 고임돌을 툭 친다. 고임돌이 빠지면서 바위는 산 아래로 굴러떨어진다. 거대한 바위의 진동은 주변의 돌들에게 영향을 미치게 되고, 수많은 돌들이 함께 산 아래로 굴러떨어져 흐르던 강물을 막게 된다.

물은 점차 불어나서 분화구에까지 차오르고, 분화구는 꽉 찬 물로 인하여 가스를 방출하지 못하게 된다. 분화구 내에서 가스의 압력이 차츰 높아지면서 화산이 폭발하고 만다. 이 화산 폭발로 인해 화산재와 가스가 대기권으로 올라가서 기상의 변화를 일으키게 된다. 결국 나비의 미세한 날갯짓이 엄청난 기상 변화를 일으킨다.

이것이 바로 미국 MIT대학의 교수이자 기상학자였던 에드워드 로렌츠가 주장한 '나비 효과(Butterfly Effect)'이다.

질병도 마찬가지다. 작은 신호를 무시했다가는 엄청난 결과를 초래하는 나비 효과를 일으킬 수 있다. 질병이 내 자신에게 보내는 최초의 신호를 가볍게 생각하지 마라. 나비의 날갯짓을 감지하여야 한다. '까짓것 별일 없겠지' 하고 방치하다가 몸 전체를 망가뜨릴 수 있다. 병이 너무 커져 원인을 찾는 데 시간을 다 쓰고, 결국 치료의 타이밍을 놓쳐 생명을 잃는 사례도 있다.

발은 몸 전체의 균형을 유지한다. 균형을 잃을 때 온갖 질병이 찾아온다. 복잡한 뼈 구조와 극심한 노동력만큼 발은 철저하게 관리받아야 하는데 현실은 그렇지가 못하다. 아치(Arch)가 무너지면 무릎 통증 내지는 OX 다리 변형이 오고, 고관절이 틀어지거나 통증이 발생한다. 그 다음으로 허리와 목 통증, 그리고 두통으로 이어진다.

아치가 무너지면 두통이 생기는 나비 효과를 불러일으키는 것이다. 당연히 신진대사가 이루어지지 않아 온갖 질병에 시달리는 것은 덤이다.

발의 각종 질환 중에서 여성에게 많이 발생하는 것 중 하나가 무지외반증이다. 앞이 좁고 굽이 높은 신발을 자주 신는 여성에게 흔한 대표적인 족부 질환이다. 돌출된 관절은 서 있거나 걸을 때 자극을 받아 빨갛게 변하고, 반복되는 자극으로 굳은살이 잡히며 염증과 통증을 유발한다.

무지외반증은 엄지발가락이 둘째발가락 쪽으로 심하게 휘어져 엄지발가락 관절이 돌출된 상태를 말하며, 심한 경우에는 엄지발가락이 둘째발가락과 엇갈리는 정도까지 돌아가기도 한다.

걸을 때 지지하고 추진력을 주어야 하는 엄지발가락이 제 역

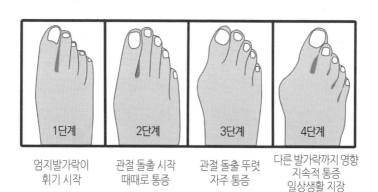

1단계	2단계	3단계	4단계
엄지발가락이 휘기 시작	관절 돌출 시작 때때로 통증	관절 돌출 뚜렷 자주 통증	다른 발가락까지 영향 지속적 통증 일상생활 지장

단계별 무지 외반증 증상

할을 하지 못하면 발의 다른 부위에도 통증이 생긴다. 통증을 피하기 위해 어쩔 수 없이 잘못된 보행을 하게 되고, 잘못된 보행 습관은 발에 불균형한 압력을 가하게 됨으로써 무릎 관절염과 고관절의 통증 및 요통까지 불러일으킨다. 오래도록 방치할 경우에는 몸의 균형이 깨져 다양한 합병증이 발생할 수도 있다. 사소하게 생각했던 발의 작은 질병이 몸 전체를 망가뜨리는 나비효과를 불러오는 것이다.

후천적 무지외반증의 경우, 주로 굽이 높은 신발을 자주 신어 체중이 지속적으로 엄지발가락에 가해져서 엄지발가락이 변형되어 발생한다. 일명 '하이힐 병'이라고도 부른다.

예전에는 높은 굽을 즐겨 신는 여성들에게 주로 발생했지만, 최근에는 '키높이 신발'을 자주 신는 남성들에게도 나타난다. 하이힐을 신을 경우, 외관상으로 다리가 가늘어 보일 뿐 아니라 힙

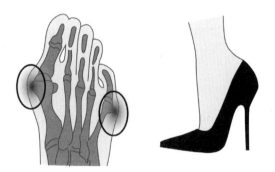

발

업까지 되어 여성들의 몸매를 부각시킬 수 있는 장점이 있지만, 발은 심하게 부담을 느끼게 된다.

이 때문에 걸음걸이가 이상해짐은 물론 발의 충격 흡수까지 떨어지면서 다양한 발 질환을 발생시킨다. 심한 경우에는 전문가의 치료를 받아야 하지만, 스스로 예방 수칙을 지키고 스트레칭으로 단련하여 무지외반증의 고통에서 벗어나야 한다.

1. 발이 편안한 신발을 신도록 한다. 굽이 높고 앞이 뾰족한 신발은 피하는 것이 좋다.

2. 하이힐은 1주에 4회 이하, 굽 낮은 신발과 교대로 신는다.

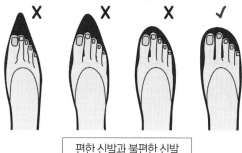

편한 신발과 불편한 신발

3. 하이힐은 하루에 오랜 시간 신지 않는다.

4. 엄지발가락이 안쪽을 향하면 20~30대부터 조심해야 한다.

5. 구두굽이 한쪽만 닳았다면 굽을 갈아준다.

6. 적당한 체중 유지도 중요하다.

발 근육을 강화시킬 수 있는 스트레칭을 꾸준히 해준다면 발 질환을 예방할 수 있다.

①발목 스트레칭과 발가락을 벌린 채 6초 동안 힘을 준다.

②발가락으로 바둑알, 볼펜 집기와 수건 말기를 한다.

③의자에 앉은 상태에서 오른쪽 발로 바닥에 있는 책장을 넘긴다. 왼쪽 발은 반대로 넘겨준다. 처음에는 수건 등을 이용하여 왼쪽에서 오른쪽으로 이동하는 동작을 40~50번 반복해 준다.

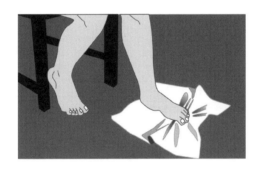

④발바닥으로 캔이 눌리지 않게 천천히 앞뒤로 굴려준다. 3분 동안 문질러주면 지압 효과는 물론 피로감까지 줄어들게 된다. 테니스공이나 골프공으로 해도 좋다.

발

끈질긴 무좀, 예방할 수 있다

발에 흔히 발생하는 질병 중 하나를 꼽으라면 단연 '무좀'일 것이다. 특히 군 입대한 대한민국의 남자라면 반갑지 않은 이 질병을 경험했거나 주변에서 고생하는 모습을 보아 잘 알 터이다. 예전에 군복무를 한 군인들은 통풍이 잘 되지 않는 전투화를 신고 훈련했기 때문에 무좀으로 고생하는 경우가 많았다.

직장에서도 하루 종일 신발을 신고 일하는 직종이라면 무좀에 걸리기 쉽다. 군인·경찰·소방관 등은 물론, 각종 매장에서 근무 시간 내내 서서 고객을 맞이하는 판매직, 안전화를 신고 일하는 현장 근로자들의 발에 자주 나타나는 고약한 질병이다.

　무좀에는 마른 것과 젖은 것이 있지만, 어느 것이나 원인은 백선균이다. 땀을 많이 흘리는 신발 속에서 쉽게 증식하는 일종의 곰팡이균으로, 전염성이 매우 강하다. 특히 실내의 발 매트, 슬리퍼, 로커 룸의 바닥, 기숙사나 대중탕 문 앞에 있는 깔개 등은 가히 백선균의 집합소라 할 수 있다. 이외에도 렌탈숍의 스키화와 스케이트도 백선균이 살아 있을 가능성이 높다.

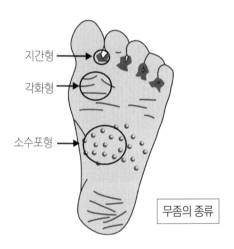

지간형

각화형

소수포형

무좀의 종류

　습기가 많은 신발이나 양말 안은 곰팡이나 백선균이 들끓는 장소가 된다. 무좀을 방지하려면 신발이나 양말이 젖은 채 두지 말고, 갈아신거나 발을 자주 말리는 것이 좋다.

발

가족 중에 무좀 환자가 있다면 발 매트를 따로 쓰는 것이 바람직하다. 발 매트는 자주 세탁하고 햇볕에 말려서 사용하고, 집안에 부슬부슬 떨어져 있는 백선균의 각질로 인하여 함께 생활하는 가족들에게 옮을 수도 있으므로 바닥 청소도 자주 해주어야 한다.

못, 티눈을 가볍게 보지 마라

발에 딱딱한 것이 생기면 신경을 누르게 되고, 이는 통증으로 이어져 결국 보행이 불편해지는 경우가 있다. 일반적으로 세 가지를 꼽는데, 바로 '못'과 '티눈' 그리고 '사마귀'이다. '사마귀'와 '티눈'은 바이러스에 의한 질병이며, '못'은 바이러스와 관계가 없는 경우가 대부분이다.

못과 티눈이 특히 잘 생기는 자리가 있다. 못은 엄지발가락과 둘째발가락 사이 중족골의 골두부에 잘 생기고, 티눈은 넷째 발가락과 새끼발가락 사이 같은 곳에 잘 생긴다. 물론 다른 부위라고 생기지 않는 건 아니지만 대부분의 경우 그렇다는 말이다.

발

못은 바깥쪽에 생긴 것으로, 목욕을 마치고 물에 불어 있을 때 깎아내면 일부 해결된다. 그러나 근본적으로 치료하지 않으면 골두부에 이상을 일으킬 수 있다. 못을 잘못 제거하면 골수염이 생길 수도 있기 때문이다.

못을 예방하기 위해서는 신발 폭이 넓은 것을 신는 게 최선이지만, 만약 이미 발생했다면 근처를 벌려주어서 발생한 못 부위가 스스로 얇아지고 부드러워지도록 유도해 주는 것이 바람직하다. 잘못 알고 티눈 제거 약을 붙여서 피부를 무르게 한 후 족집게로 잡아당기면, 오히려 끈적끈적해지기만 할 뿐이다.

티눈은 반복되는 마찰이나 압력을 받을 때 생긴다. 발에 맞지 않는 신발이 발을 비틀거나 마찰력을 야기하면 굳은살이 생기는데, 이때 생긴 굳은살이 피부 속에 깊이 파고들어가서 원뿔 모양으로 핵이 박히는 것이다. 티눈이 발생하면 불쾌감과 통증을 유발하여 일상생활에 불편을 준다.

티눈 발생의 가장 흔한 원인은 꽉 끼는 신발이다. 발을 조이는 신발로 인해 발 전체에 압력이 가해져 생기는데, 땀으로 인해 습기가 차면 더 발생하기 쉽다.

국민건강보험 일산병원 피부과 조남준 교수는 "티눈 환자가 증가하는 원인은 아직 정확하게 알기 어려우나, 등산 등 야외 활동 증가와 여성들의 사회 활동이 늘어나면서 하이힐 등 티눈을 유발하기 쉬운 신발을 많이 신게 된 것이 원인이 아닌가 사료된다"고 밝혔다.

연령대별로 살펴보면, 인구 10만 명의 진료 인원 중 10대가 가장 많았고, 그 다음으로 20대, 70대 이상, 9세 이하, 60대 순으로 나타났다. 30대 이하에서는 남성 진료 인원이 많지만, 40대 이상에서는 여성 진료 인원이 더 많았다.

이에 대해 조 교수는 "정확한 이유를 알기는 어렵지만, 30대 이전의 남성에게 티눈이 많이 발생하는 것은 입대 후 불편한 군화에 의한 가능성이 크다"라며, "40대 이상에서 남성보다 여성 진료 인원이 더 많은 이유는 여성이 병원을 찾는 경우가 많아서 그런 것 같다"고 설명했다. 10대 연령층에서 티눈이 많이 나타나는 것에 대해서는 "10대에는 활동량이 증가하고 성장이 빨라 작아진 신발을 계속 신는 경우가 많아서 티눈이 증가하는 것 같다"고 말했다.

예방법으로는, 수시로 발에 공기를 통하게 해주는 방법과 발 사이즈에 맞는 신발과 양말을 착용해 주는 것을 권고한다. 티눈은 발바닥 한 곳에 체중이 실린다는 신호이므로, 병변을 제거하더라도 신발을 편한 것으로 바꿔주지 않으면 재발하기 쉽다.

발

여성의 경우 하이힐을 자제하는 것이 좋다. 손톱깎이를 이용하여 쉽게 티눈을 제거하려고 했다가는 2차 감염이 발생할 수 있으므로 주의해야 한다. 만일 염증이 생겼거나 뿌리가 깊게 자리 잡은 경우라면 병원을 찾아 치료 받는 것이 좋다.

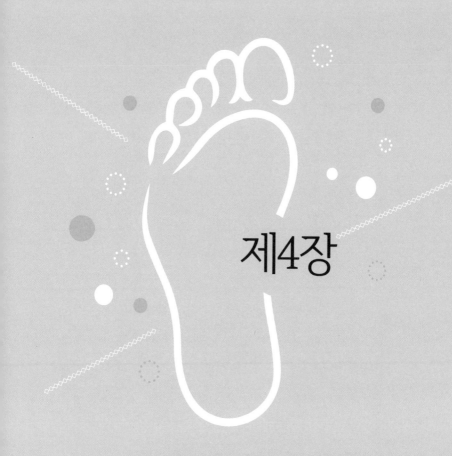

제4장

혈 자리에
건강이 보인다

혈 자리만 자극해도 치유된다

우리 몸에서 부지런한 손만큼이나 활동량이 많은 신체가 발이다. 먹고사는 일이 중요하다면 발에 감사해야 한다. 오죽하면 일하는 것을 '발품을 판다'고 했을까. 발은 곧 생계수단이자 건강의 지표라고 할 수 있다. 그럼에도 불구하고 얼굴처럼 꾸미고 청결하게 관리하는 손에 비해, 발은 하루 종일 신발 속에 꽁꽁 묶어놓고 악취와 병균 속에서 신음하게 한다.

이렇게 푸대접을 받지만, 발에는 건강과 연관된 중요한 혈자리가 많다. 발을 '몸의 축소판'이라고 하는 이유가 여기에 있다. 피곤할 때 발바닥을 주물러주거나 자극하면 온몸이 상쾌하고 편안해지는 것을 경험한 적이 있을 것이다. 혈 자리를 자극하

발

면 혈액 순환이 촉진되고 신진대사가 활발해지기 때문이다.

발바닥에 있는 많은 혈 자리 중에서 매우 즐겨 사용하는 유명한 혈이 하나 있다. 바로 샘물을 퍼 올린다는 용천혈(표 59)이다. 발바닥의 앞쪽 2/3 부근의 중앙에 움푹 들어간 곳으로, 발바닥을 구부렸을 때 오목하게 들어간 부분이다. 보통 사람인(人)자 모양으로 새겨지는 부분에 '人'자의 두 획이 만나는 지점이라고 생각하면 된다. 용천혈은 허준의 『동의보감』에도 기록되어 있으며, 발바닥 혈 자리 중 가장 잘 알려진 곳이다.

신체의 가장 위쪽인 정수리에 위치한 백회혈(표 65)과 정반대에 위치한 용천혈은 한의학 임상에서 매우 중요한 혈 자리로, 발바닥에 있지만 머리나 뇌의 질병을 치료할 경우 많이 활용한다. 그밖에 생리통, 요통, 두통, 관절통, 몸이 붓는 증상(부종), 심장 강화, 콩팥(신장) 강화, 방광 기능 향상, 혈액 순환 및 피로 회복, 고혈압, 불면증, 정신 안정에도 효과가 있다고 전해진다.

용천혈 외에도 질환이 있는 부위와 연관되는 혈 자리를 찾아서 자극해 주는 것도 좋다. 발바닥의 모든 혈 자리가 통증을 없애주는 것은 아니지만, 혈을 찾아 자극하다 보면 불편했던 부위들이 점점 완화되는 것을 느낄 수 있을 것이다.

이렇게 발에는 건강과 직결되는 혈이 많다 보니, 어떤 분은

"경혈학에 대해 공부해야 하나요가?"라며 부담스러워하기도 한다. 물론 혈에 대한 지식이 있으면 금상첨화겠지만, 굳이 시간을 내어 공부할 필요는 없다. 다음의 3가지 습관을 꾸준히 실천하면 건강을 유지할 수 있다.

첫째, 발바닥의 아치를 무너뜨리는 '좋지 않는 신발'을 신지 말아야 한다.

둘째, 매일 발을 미지근한 물로 청결하게 씻어야 한다.

셋째, 발바닥은 체중을 지탱하면서 땅을 밟고 있으므로 혈액 순환이 원활하지 않다. 잠들기 전 15분씩 발바닥과 발목 및 종아리 부분을 자극하거나 셀프마사지하는 습관을 들여 혈액 순환이 원활해지도록 한다.

이외에도 건강을 촉진해 주는 발바닥의 혈들을 소개하면 다음과 같다.

1. 엄지발가락에는 목이 뻐근하고 뭉쳐 있는 근육을 풀어주고 두통을 감소시키는 혈이 있다. 또 엄지발가락과 둘째발가락 사이를 자극하면 어깨 통증을 감소시킬 수 있다.

2. 안압이 높아졌거나 눈이 뻑뻑해서 불편할 경우, 또는 눈의 피로감이 한껏 쌓여 있거나 무릎 통증이 있을 경우에는 둘째발가락과 셋째발가락 사이를 자극하면 효과가 있다.

발

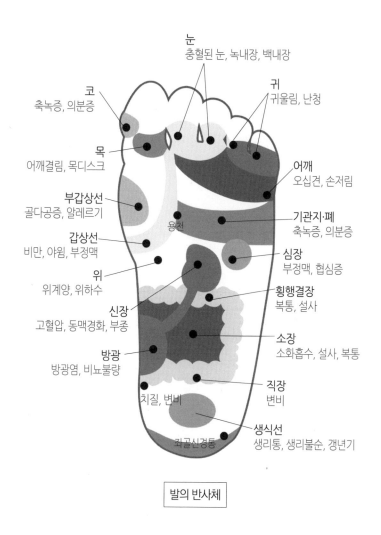

눈
충혈된 눈, 녹내장, 백내장

코
축농증, 의분증

귀
귀울림, 난청

목
어깨결림, 목디스크

어깨
오십견, 손저림

부갑상선
골다공증, 알레르기

용천

기관지·폐
축농증, 의분증

갑상선
비만, 야윔, 부정맥

심장
부정맥, 협심증

위
위계양, 위하수

횡행결장
복통, 설사

신장
고혈압, 동맥경화, 부종

소장
소화흡수, 설사, 복통

방광
방광염, 비뇨불량

직장
변비

치질, 변비

생식선
생리통, 생리불순, 갱년기

좌골신경통

발의 반사체

제4장 혈 자리에 건강이 보인다

3. 허리와 고관절 통증에는 발뒤꿈치, 넷째발가락과 새끼발가락 사이를 눌려준다. 통증에서 벗어나는 데 다소 도움이 된다.

4. 셋째발가락과 넷째발가락 사이를 자극하면 목과 발목의 통증에서 벗어날 수 있다.

5. 음식으로 인해 배탈이 났을 때는 엄지발가락 아래 튀어나온 뼈를 1분간 눌러주면 시원하게 내려가는 것을 느낄 수 있다.

발

발의 정렬, 우습게 보지 마라

새해가 되면 새로운 마음으로 계획을 세운다. 계획 수립 항목은 개인에 따라 다르겠지만 보통 경제, 가정, 사회 참여, 지식, 대인관계 등을 꼽을 것이다. 그러나 약방의 감초처럼 누구에게나 빠지지 않고 들어가는 항목이 하나 있다. 바로 건강이다. 우리는 건강을 위해 헬스클럽, 다이어트, 조깅, 수영, 걷기 등의 계획서를 책상 앞에 야무지게 붙이고 실천을 다짐한다. 하지만 그런 운동 계획을 세우기에 앞서 먼저 생각해야 할 것이 바로 신체 정렬이다.

자동차가 유일하게 도로와 닿는 부분이 바퀴다. 엔진이 아무리 강해도 차는 바퀴가 멀쩡해야 잘 굴러간다. 그만큼 바퀴의 정렬은 차의 성능에 큰 영향을 미친다. 정렬 상태가 불량한 차의 바퀴는 한쪽 면으로 마모 현상이 일어난다. 당연히 승차감이 좋지 않다. 거기다가 기계적인 문제와 연료 과다 소비까지 일어날 수 있다. 결국 자동차의 수명에 영향을 끼친다.

우리 몸의 바퀴에 해당하는 것은 발과 발바닥이다. 뒤꿈치부

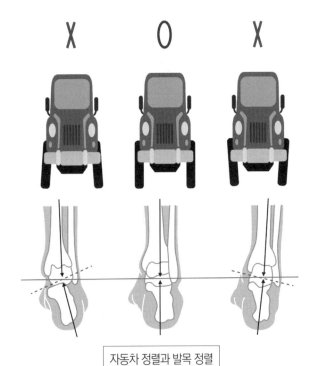

자동차 정렬과 발목 정렬

발

터 발바닥까지 발이 잘 굴러야 한다. 그러나 정렬이 잘 되지 않은 신체는 걷기 불편하고 통증을 일으킬 수 있으며, 신체의 다른 부위까지 좋지 않은 결과를 가져온다.

인체는 좌우 대칭이 정상이지만 살아가면서 환경과 생활 습관, 질병과 사고로 인해 골격이 변화되어 비대칭 체형으로 바뀌기도 한다. 비대칭 체형은 건강에 적신호가 켜졌다는 증거이다. 즉, 골격의 부(否)정렬은 인체에 나쁜 영향력을 끼치게 된다.

신체 정렬이 바른 사람은 크게 힘들이지 않고 움직일 수 있는 유연함이 있으며, 용수철 같은 회복력을 가진다. 아울러 몸의 혈액 순환도 원활해진다. 반면에 신체 정렬이 바르지 못한 상태에서 운동을 지속하면 도리어 신체에 불균형을 가져오게 된다. 불균형은 발의 정렬을 무너뜨리고, 그 위에 얹혀 있는 발목, 무릎, 고관절 등에 무리를 준다. 항상 발과 다리의 상태를 점검하는 습관이 필요하다.

①발의 특정 부위에 유난히 굳은살이 많이 생기는가?

②엄지발가락 아래쪽 뼈가 옆으로 튀어나와 있는가?

③발에 티눈이 있는가?

④균형을 깨뜨리는 발의 아치가 정상 범위를 벗어났는가?

⑤다리 길이와 좌우 골반 모두가 불균형인가?

위의 물음에 대한 답이 YES라면, 다리와 발의 정렬이 맞지 않는 것이다. 특정 부위에 굳은살이 두껍게 생기는 것은 체중이 주로 그 부분에 실리기 때문이다. 발의 정렬이 제대로 지켜지지 않아 충격 흡수를 못하게 되면, 2차적으로 무릎에 충격을 받게 된다. 그 다음 고관절, 허리로 전해지면서 머리까지도 충격을 받는다. 이렇게 다양한 증상이 발에 나타날 수 있는 것은, 그만큼 발이 가진 기능이 많기 때문이다.

자동차의 바퀴가 편마모 현상이 일어나면 자동차 정비소에서 휠 얼라인먼트, 즉 바퀴를 정렬하듯이 운동 전에도 신체 정렬이 필요하다.

1. 머리를 좌우로 회전시키는 스트레칭을 한다. 약한 척추의 손상을 최소화해야 하므로 지나치게 머리를 움직이는 행동은 피하는 것이 좋다.

2. 다음 그림의 '좋은 자세'처럼 가슴을 핀 상태로 양 어깨는 바르게 펴고 뒤편 아래쪽으로 내려준다. 중심선이 머리끝에서 신체 한가운데를 통과하도록, 미추(꼬리뼈)선까지 척추가 일직선이 되도록 한다.

3. 골반과 무릎, 발 앞꿈치는 항상 같은 방향이 되도록 한다.

발

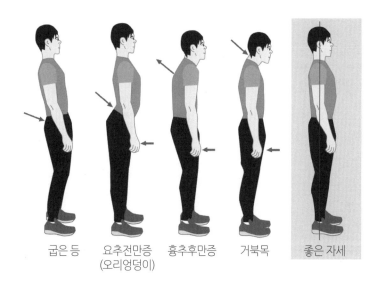

| 굽은 등 | 요추전만증 (오리엉덩이) | 흉추후만증 | 거북목 | 좋은 자세 |

4. 양쪽 다리의 길이가 다를 경우(짝다리)와 좌우 골반 모두가 불균형인 경우에는, 포황혈(표 31)을 찾아 자주 지압한다. 허리와 척추가 아프거나 오줌이 나가지 않을 경우에도 포황혈을 지압하면 효과가 있다.

당뇨에 도움되는 혈

양릉천혈(표 7)과 음릉천혈(표 8) 자리를 엄지와 약지를 이용하여 3~5분간 지압으로 자극하면 당뇨 예방에 효과가 있다.

양릉천혈은 슬관절염, 슬관절통, 하지외측통, 간염, 담낭염, 고혈압, 늑간신경통, 견관절주위염, 변비에도 효과가 있다. 무릎을 굽힌 채 만지면 무릎 바깥쪽 아래 오목한 곳에 위치한다.

음릉천혈은 무릎 안쪽 아래 오목한 곳이다. 음릉천혈은 비장의 기능을 건전하게 하고, 간과 신장(콩팥)을 보양해 준다.

그 외 당뇨병 완화에 도움되는 지기혈(표 9)을 자극하면 췌장 기능과 내장 기능을 촉진해서 좋다.

매일 지기혈에 지속적으로 지압을 해주면 당뇨병 치료에 도움이 된다고 한다. 이 혈은 당뇨병의 유무를 식별할 수 있을 뿐만 아니라 불쾌한 기분도 쾌적하게 만들어준다. 지기혈을 지압할 때 통증을 느낀다면 당뇨병의 초기(전조) 증상으로 보아도 무방하다.

지기혈은 음릉천혈로부터 밑으로 3촌(寸, 1촌≒3.03㎝)되는 지점에 있다. 지기혈은 월경 부종과 통증, 이질과 설사와 부종, 소변불통, 복통 등을 치료해 주는 혈이다.

지기혈 주위를 손가락으로 꾹꾹 눌러서 천천히 지압해 주면 혈당이 떨어지고 압통이 점점 경감되기 시작한다. 나중에는 지기혈을 세게 눌러도 전혀 압통을 느끼지 못하게 된다.

다리와 무릎연골 강화로 통증에서 탈출

등산과 마라톤처럼 다리를 많이 쓰는 운동을 즐기는 사람들은 무릎 부상과 통증을 달고 사는 경우가 많다. 통상적으로 무릎 통증은 퇴행성 관절염과 무릎 인대의 손상이 원인인 경우가 많다.

이 중 퇴행성 관절염은 무릎 연골을 너무 많이 사용해서 연골이 닳아 없어진 것이므로, 무릎 주위의 근육을 강화시켜 이를 보강하는 방법을 써야 한다. 특히 무릎 연골을 감싸고 있는 근육(대퇴사두근)이 단련되어야, 산을 내려가거나 계단을 내려갈 때 충격을 흡수하여 무릎 부담을 줄일 수 있다.

발

무릎보호대가 어느 정도 효과는 있으나 근본적인 해결 방법은 아니다. 그러므로 무릎을 튼튼히 하려면 무릎을 잡아주는 근육을 강화해야 한다.

　　무릎 근육 강화 훈련으로는 여러 가지가 있겠으나, 여기서는 간단히 할 수 있는 방법 3가지만 소개하고자 한다.

의자에 앉아 다리 들고 버티기

　　의자에 앉아 다리를 앞으로 들고 일자로 편 후에 허벅지에 힘을 주고 6~7초 동안 버틴다. 다리를 내리고 3~4초 쉰 다음 다시 반복한다. 한 번 할 때 10회 정도 하고, 아침 저녁으로 하면 좋다.

　　좀 더 허벅지를 강화하기 위해서는, 두 다리를 일자로 편 다음 한쪽 다리를 다른 쪽 다리 위에 올려놓은 후 위쪽의 다리는

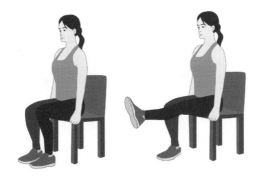

아래 방향으로, 아래쪽의 다리는 위쪽 방향으로 힘을 주면서 버티는 방법도 있다.

어느 정도 근육이 강화되면 모래주머니나 무거운 물건을 다리에 부착하고 운동해 보자. 허벅지에 많은 힘이 들어가 한층 더 효과를 높일 수 있다.

앉고 일어서기 (스쿼트)

가슴을 펴고 허벅지가 바닥에 평행이 될 때까지만 천천히 앉은 후에 다리에 힘을 주어 일어선다. 완전히 주저앉지 말고 허벅지가 바닥과 평행이 되도록 유지하는 것이 중요하다. 허리와 가

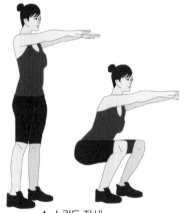

▲ 스쿼트 자세
벽에 몸을 붙이고 하는 스쿼트 ▶

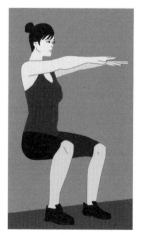

발

습은 똑바로 펴고, 앉을 때 깊게 숨을 들이쉬고 일어설 때 숨을 내쉰다. 앉을 때 3~4초, 2초 정도 멈춘 후 다시 3~4초 정도 시간에 일어선다. 반동을 이용하지 말고 아주 천천히 움직이며, 처음에는 20~30회 정도 하면서 횟수를 늘려간다.

다리 근육이 허약한 시니어들은 어깨 넓이로 다리를 벌린 다음 벽에 등을 대고 상하로 움직이면서 하는 스쿼트를 권한다.

다리 쭉 뻗고 발끝 밀었다 당기기

먼저 의자 팔걸이를 잡고 두 발을 뻗어 발끝을 밀었다 당겼다 하면서 스트레칭을 한다. 그런 다음 왼발을 오른쪽 무릎 위에 얹고 왼손으로는 팔걸이를 잡고 오른손은 무릎 위에 올린 채 상체를 왼쪽으로 튼다. 반대쪽도 같은 방법으로 반복한다.

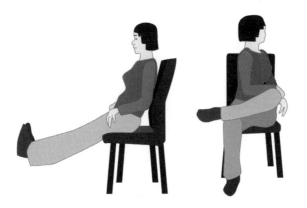

129

힙 업(Hip-UP)을 도와주는 혈

요즘은 '얼굴이 예쁘다'는 말보다 '스타일이 좋다'는 말이 여성을 더 미소 짓게 한다. 그리고 스타일에서 빠질 수 없는 것이 '뒤태'이다. 뒤태는 그저 마른 몸보다는 건강한 몸일 때 돋보인다. 군살 없는 등과 한껏 올라가 있는 엉덩이가 뒤태를 살리는 것이다. 엉덩이에 볼륨이 없거나 골반이 밋밋하면 옷을 입어도 맵시도 나지 않고 다리도 짧아 보인다.

그렇다면 처진 엉덩이나 골반을 예쁘게 만들려면 어떻게 해야 할까? 단순히 다이어트를 한다고 해서 바로 엉덩이 옆 군살이 빠지지는 않는다.

발

힙 업(Hip-UP)을 위한 가장 대표적인 운동으로는 스쿼트와 런지 운동 등이 있다. 그러나 이런 운동은 단기간에 효과를 보지 못한다. 몇 년 이상은 꾸준히 해주어야 효과가 있지만, 꾸준한 운동과 함께 엉덩이에 있는 환도혈(표 30)과 포황혈(표 31), 승부혈(표 32)을 찾아서 자극하면 도움이 된다.

환도(環跳)혈은 골(骨 hip bone) 넓적다리와 골(骨 femur) 넓적다리가 서로 접하는 고리의 중간으로, 사람이 걸으면 올라갔다 내려갔다 하면서 움직이는 곳이다. 다리와 엉덩이뼈가 이루는 고리의 오목한 곳을 자극하면 된다. 환도혈은 모로 누워서 다리를 구부리고 찾으면 되는데, 넓적다리뼈의 위쪽 가운데에 위치해 있다. 환도혈의 자극은 근육과 다리의 힘을 강화시키는 효과도 있다.

포황혈의 '포(胞)'는 육(肉)과 포(包)가 합쳐진 글자로 태보(胎褓), 즉 자궁(子宮)을 가리킨다. 자궁에서는 수정란의 발육이 행해지는데, 자궁을 주관하는 이 혈 자리는 여성에게 특히 중요하다. 부인병은 대부분 허리가 나른하고, 하복부가 팽창되며, 다리가 찬 것을 호소한다. 그럴 때 잘 듣는 자궁 질환의 특효 혈이 포황혈이다. 장에서 소리가 나거나, 배가 부르거나, 허리와 척추가 아프거나, 오줌발이 약해졌을 때도 지압해 주면 효과가 있다.

승부혈은 엉덩이와 허벅지 경계에 위치해 있으며, 좌골신경과 혈관이 지나는 곳이다. 이 부위는 보행을 하거나 허리 척추에 무리가 가면 쉽게 경직된다. 승부혈 부위에 골프공을 놓고 앉은 후, 허벅지로 살며시 누르며 5~10분 정도 마사지를 하면 척추 관협착증 완화에 도움이 된다.

발

발 동상을 치유하는 혈

평소 손발이 찬 사람들은 겨울철만 돌아오면 걱정이 앞선다. 추위에 노출되면 우리 몸은 자율적으로 체온을 유지하기 위해 손끝 또는 발끝으로 가는 혈액 공급을 줄이게 된다. 결국 혈액 순환이 원활하지 않은 부위엔 산소 공급이 어려워져 세포가 죽거나 추위에 얼어붙어서 동상이 발생하는 것이다.

특히 겨울철 산행이나 스키·스케이트 등 겨울 스포츠를 즐기는 사람들은, 장시간 노출되는 손과 발의 말단 부위가 무감각해지는 동상에 주의해야 한다. 혈액 순환이 원활하지 않거나 체온 유지가 어려운 어린이나 어르신들, 손발이 자주 차고 저린 사람들, 갑상선 기능 저하 환자나 당뇨 환자들 또한 동상의 위험에 노출되기 쉽다.

동상은 한 번 걸리면 날씨가 추워질 때마다 재발하기 쉬운 질병이다. 심장에서 멀리 떨어진 말단, 즉 발·손·뺨·귀 등이 동상에 취약한데, 이 중에서 동상의 90% 이상은 손과 발에 발병한다.

동상이 심해지면 물집이 발생하는데, 치료 시기를 놓치게 되면 뼈와 근육까지 괴사할 수 있다. 또한 발가락 동상은 혈액 공급이 원활하지 못해 피부가 눈에 띄게 창백해지거나 붉어지고, 고통까지 겪게 된다.

동상 예방을 위해서는 일상생활에서 발의 체온을 올려주는 것이 매우 중요하다. 발의 체온을 올려서 혈액 순환을 원활하게 해주는 방법으로는 족욕이 좋다. 아침 저녁으로 약 40℃ 정도의 물에 약 15분 가량 발을 담그면 혈액 순환이 되어 발가락 동상을 예방할 수 있다. 가려움증을 완화하고 피부의 혈색까지 돌아오는 효과도 볼 수 있다.

다음의 혈 자리를 이용하면 동상을 치유하는 데 도움이 된다.

1. 중충혈(표 23)과 관충혈(표 24)을 자극한다. 양쪽 셋째손가락의 엄지 쪽 코너 손톱에서 약 3~5㎜ 정도 올라온 곳이 중충혈

발

이고, 넷째손가락의 새끼손가락 쪽 손톱 위 코너 3~5㎜ 정도 올라온 곳이 관충혈이다.

2. 양쪽 새끼발가락 바깥쪽 발톱 위 3~5㎜ 위쪽 지음혈(표 43)과 발바닥의 용천혈(표 59)을 자극한다.

3. 동상 부위의 아시혈을 찾아 자극한다.

자녀의 신장을 키우는 혈

젊은 남녀가 소개팅을 주선하거나 이상형을 말할 때 약방의 감초처럼 빠지지 않는 질문이 바로 '키'다. 몇 년 전 TV에서 한 여성이 180㎝가 안 되는 남성들을 루저(looser)라고 말했다가 여론의 뭇매를 맞기도 했다.

이렇듯 키에 대한 관심이 크다 보니, 성장기 자녀를 둔 부모들은 고민이 많다. 아이들이 키만 클 수 있다면 영양제부터 운동기구에 이르기까지 싹쓸이 구매를 할 기세다. 그러나 아이들의 키 성장에 무엇보다 중요한 것은 일상생활에서의 습관이다. 다음의 5가지를 염두에 두고, 평소의 생활 지도에 참고하자.

발

꾸준한 운동으로 스트레스를 감소시킨다

전문가들은 청소년기의 키 성장을 방해하는 최고의 요인으로 '과도한 학업 스트레스'를 꼽고 있다. 키가 크려면 성장호르몬이 원활하게 분비되어야 하는데, 스트레스가 생체 리듬을 깨뜨린다는 것이다. 먼저 규칙적인 운동으로 학업 스트레스를 해소하는 일이 중요하다. 운동을 하면 스트레스 해소도 되고, 근육량 증가로 혈액 순환도 활발해진다.

단백질이 풍부한 식습관을 들인다

뼈에는 근육이 붙어 있고, 근육을 구성하는 성분은 바로 단백질이다. 전문가들은 청소년기에 꼭 섭취해야 할 단백질 식품으로 우유와 등푸른 생선, 된장이나 두부 같은 콩 식품 그리고 고기를 꼽았다. 고기류는 닭 가슴살처럼 저지방 고단백 식품이 좋다.

충분한 칼슘과 비타민 D를 섭취한다

보다 튼튼한 뼈가 형성되려면 칼슘이 쌓여서 단단해지는 골화 과정이 필요하다. 비타민D는 뼈에 절대적으로 필요한 요소이며, 칼슘 흡수를 돕는 역할을 한다. 우리 몸에서 비타민D를 만들려면 자외선이 필요하므로, 하루 30분 정도 햇볕을 쬐는 것도 좋은 방법이다. 인 함량이 많은 청량음료는 칼슘을 지키기 위해서는 멀리 하는 것이 좋다.

충분한 수면을 취한다

청소년들이 키가 잘 자라지 않는 또 다른 이유는 '수면 부족'이다. 요즘 청소년들은 스마트 폰으로 게임을 하거나 메시지를 주고받느라 새벽이 되어서야 잠자리에 드는 경우가 많다. 잠들기 전까지 전자파가 나오는 전자기기를 오래 사용하면, 두뇌가 쉬지 못하고 계속 각성 상태에 있기 때문에 아무리 피곤해도 바로 잠들지 못한다. 숙면을 해야 근육이 이완되어 긴장이 풀리고, 몸이 편안해져 성장호르몬도 잘 분비된다.

성장판을 자극하는 혈 자리를 지압한다

사람의 몸에 기를 통하게 하고 혈액 순환을 원활하게 해주는 혈 자리가 있듯이, 성장판 주변에도 혈액 순환을 돕고 몸에 중요한 역할을 하는 혈이 있다. 성장판 주변의 혈 자리를 자극해서 뼈가 자라는 좋은 환경을 만들어주는 것이 바로 성장 지압 역할의 핵심이다. 성장에 좋은 경혈은 역시 성장판이 있는 무릎과 발

138
발

목에 몰려 있다.

양구혈(표 39), 혈해열(표 38), 슬안혈(표 62), 양릉천혈(표 7), 음릉천혈(표 8), 삼음교혈(표 6), 현종혈(표 45), 위중혈(표 13), 승산혈(표 15), 곤륜혈(표 16), 태계혈(표 18), 신맥혈(표 56), 조해혈(표 19), 족삼리혈(표 3)을 자극한다.

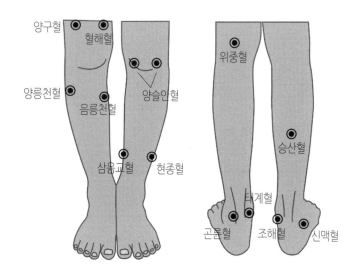

제5장

자주 발생하는 통증, 지압으로 잡아라

족저근막염 통증을 감소시키는 혈

족저근막염(足底筋膜炎, plantar fasciitis)이란 발바닥 근육을 감싸고 있는 막에 생긴 염증을 말한다. 발뒤꿈치뼈의 전내 측과 다섯 발가락뼈를 이어주는 족저근막은, 발의 아치를 유지하고 발바닥이 받는 충격을 흡수한다. 이런 역할을 하는 족저근막에 반복적으로 미세한 손상이 일어나면서 발생한 염증을 '족저근막염'이라고 한다.

족저근막염에 걸리면 오랜 기간 동안 통증을 달고 살게 된다. 아침에 일어나 첫 발을 내딛는 순간에 전해지는 통증의 전율은, 당사자가 아니면 그 고통을 이해하기 어렵다. 통증 부위가

발바닥이기 때문에 일상생활이 불편해지고 삶의 질이 떨어질 수
밖에 없다.

족저근막염의 원인은 다
양하다. 과체중이거나 하이
힐을 즐겨 신는 경우, 발바
닥 모양이 평평하거나 너무
오목하게 굴곡진 경우, 평소
걷기나 운동을 잘 하지 않는
경우에 순간적으로 족저근

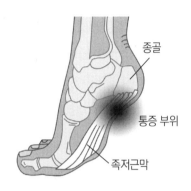

막이 강하게 늘어나 펴지면서 손상을 받는 것이다.

족저근막염의 고통을 감소하기 위해서는 족저근막염이 있는
쪽의 엄지손가락 소상혈(표 21), 상양혈(표 22)과 합곡혈(표 1)에
각각 지압한다.

상양혈은 귀가 울리거나(이명) 먹먹할 때, 시력 감퇴, 천식,
기침, 입이 마를 때, 치통, 오한, 어깨와 등이 만나는 부위의 통
증, 팔다리가 부을 때도 지압해 주면 효과를 볼 수 있다. 또한 혈
압을 조정하는 효과도 있어서, 고혈압일 경우에는 혈압을 떨어
뜨리고 저혈압일 경우에는 혈압을 높인다.

합곡혈은 태충혈과 함께 가장 다양하게 취하는 혈 자리이다.

제5장 자주 발생하는 통증, 지압으로 잡아라

합곡혈은 구안와사, 삼차신경통, 두통, 눈·코·입 등 얼굴 질환에 좋은 효과를 보이고, 중풍과 반신불수 그리고 복통과 대장 질환에도 좋은 혈 자리이다. 이곳은 기를 강력하게 순환시키는 기능이 있기 때문에 임산부에게는 쓰지 않아야 하는 자리로 알려져 있으므로 각별한 주의가 필요하다.

족저근막염의 치료를 위해서는, 먼저 족저근막염이 있는 쪽 둘째발가락의 은백혈(표 34)·여태혈(표 35)과 내정혈(표 36)·함곡혈(표 37)에 차례로 지압한다. 나머지 반대쪽 발에도 동일한 방법으로 지압한다.

은백혈은 족태음비경(足太陰脾經)의 정혈로, 비장 라인의 첫 번째 혈 자리이다. 주로 혈액의 지혈과 관련된 기능성 자궁출혈·코피·토혈·생리혈에 좋은 자리이며, 소화 기능에도 관련이 있어 급체·구토·흉통에도 효과적이다.

여태혈은 둘째발가락 발톱의 바깥쪽 모서리에서 2㎜ 정도 떨어진 자리이다. 위장 라인의 혈 자리 중 발가락 끝에 위치한 혈 자리이다.

내정혈은 몸의 열기를 시원하게 식혀주는 데 탁월한 혈 자리로, 특히 상체에 열이 많을 때 효과가 좋다. 예를 들어 얼굴에 열이 많이 올라 두드러기나 여드름이 나는 경우라거나, 상체에 열

발

이 많아 상체에서만 땀이 나는 경우에 열을 식혀준다. 내정혈은 몸에서 발 쪽, 둘째발가락 쪽으로 밀듯이 지압해 주어야 한다.

함곡혈은 둘째발가락과 셋째발가락의 제2중족골과 제3중족골이 발목 쪽에서 만나는 지점의 우묵한 곳이다. 함곡혈은 위장라인의 혈 자리 중 강물이 흐르듯 기혈이 순환하는 혈 자리다.

그 다음으로 승산혈(표 15)과 연곡혈(표 17)에 지압한다.

승산혈(承山穴)은 장딴지에 힘을 줄 경우 장딴지 중앙 부위에 나타나는 사람 인(人) 모양 무늬의 중간에 자리잡고 있다.

세 번째로 후계혈(표 5), 노궁혈(표 58), 합곡혈(표 1)과 곤륜혈(표 16)에 지압한다.

방광경(膀胱經) 혈 자리가 3개 있는데, 위중혈(표 13)과 승산혈(표 15) 그리고 곤륜혈(표 16)이다. 곤륜혈의 위치는 발 바깥쪽 복사뼈 후방 근육의 중간에 있다. 발목 염좌, 허리와 엉덩이의 통증에도 효과가 있다.

제5장 자주 발생하는 통증, 지압으로 잡아라

발 접질림, 가볍게 보지 마라

기온 차가 많이 나는 계절이 오면 발목 부상을 호소하는 사람들이 많다. 움츠렸던 몸을 풀지 않고 과격한 운동을 하다 다치거나, 산행을 하면서 발목의 안쪽이나 바깥쪽으로 꺾여 접질리는 경험을 한 사람들도 있을 것이다. 가볍게는 살짝 아프다가 괜찮아지는 경우도 있지만, 발목이 붓고 걷지 못할 정도의 압통이 느껴지는 경우도 있다.

보통 발목 부상은 발목 염좌가 흔한데, 이를 단순 통증이라고 생각하고 오래 방치하면 반복적인 염좌가 발생할 수 있고, 급기야 돌이킬 수 없는 상태로 악화될 수 있다.

발

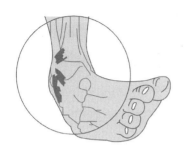

발목 염좌는 발목을 지탱하는 인대가 늘어나거나 찢어지는 것을 말한다. 인대는 관절이 불안정하지 않게 뼈와 뼈 사이를 지지해 주고, 회전과 꺾기 등 움직임을 자유롭게 하는 역할을 한다. 하지만 발목이 심하게 꺾이면 인대에 염증이 생기거나 파열될 수 있다. 흔히 발목을 삐었다고 표현하는 상태가 발목 염좌의 가장 쉬운 예라고 할 수 있다.

발목 염좌는 내반, 외반, 회전 손상 등 다양한 케이스가 있지만, 일반적으로 일어나는 발목 염좌의 80%는 내반으로 일어난다. 보통은 발목이 붓거나 발을 딛을 때 통증이 느껴지는 정도지

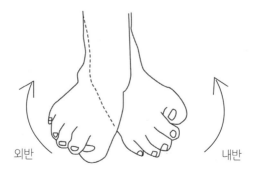

외반   내반

만, 염좌가 심하면 발목에 멍이나 피멍이 들기도 한다. 이때 멍이 드는 것은 피부 안쪽의 조직이 찢어져 안쪽에 출혈이 일어났다는 것을 의미한다. 발목 염좌로 병원에 가면, 발목 인대 손상으로 부목을 대고 탄력붕대로 고정해서 추가 손상을 막고 소염진통제를 처방한다.

발목 염좌는 발목 인대가 버틸 수 있는 운동 범위를 벗어나 발생하는 경우가 많다. 굽이 높은 신발을 오래 신는 것, 과체중의 영향 등을 들 수 있다. 그 외에도 준비 운동 없이 운동을 하거나 체력에 맞지 않는 심한 운동을 할 때와 평탄하지 않는 길을 걷다가 접질렸을 때 등 우리 일상 속에서 발목 염좌의 원인을 쉽게 찾아볼 수 있다.

발목 염좌의 치유 혈로는 지오회혈(표 44), 현종혈(표 45), 양릉천혈(표 7)뿐만 아니라 구허혈(표 55), 중봉혈(표 60), 족삼리혈(표 3), 승산혈(표 15) 등 다양하다. 항상 같은 자리를 지압하기보다 증상에 맞게 혈 자리를 자극해야 한다.

또 다른 방법으로는 넷째발가락와 새끼발가락 사이를 강한 자극으로 지압한 다음, 속골혈(표 40), 삼음교혈(표 6), 복류혈(표 20), 양릉천혈(표 7), 곤륜혈(표 16), 태계혈(표 18)을 지압한다.

건측(통증이 없는 쪽)에는 아래의 혈들을 지압한다.

발

곡지혈(표 4)과 수삼리혈(표 61)을 지압하고, 외관혈에서 내관혈(표 29) 방향으로, 후계혈(표 5)에서 합곡혈(표 1) 방향으로 자극한다. 또한 곤륜혈(표 16)에서 태계혈(표 18) 방향으로 지압하는 것도 도움이 된다.

다리 교정에 도움주는 혈

휘어진 다리라고 하면 보통 O자형 다리와 X자형 다리를 가리킨다. 의학적 용어로는 내반슬, 외반슬이라고 한다.

일단 O자형과 X자형 다리를 구별하는 방법부터 알아보자.

먼저 거울 앞에 정자세로 선 뒤 발 뒤꿈치를 붙인다. 이때 허벅지와 양 무릎이 벌어지고 다리가 밖으로 휘어 있으면 O자형 다리다. 반대로 발뒤꿈치를 붙인 상태에서 양 무릎이나 그 주변이 안으로 휘어 있으면 X자형 다리가 된다.

태어났을 때 영아는 10~15도 각도의 O자형 다리를 보인다. O자형 다리는 점차 똑바르게 되어 생후 12~18개월까지 0도가

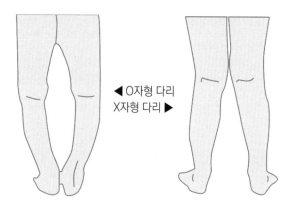

◀O자형 다리
X자형 다리 ▶

되고 성장함에 따라 3~4세쯤에 12~15도 정도의 각도를 이룬다
(X자형 다리). 그 후 12세쯤에 다시 약 5~7도로 돌아와 정상 성
인 수치를 보인다.

신발로 체크하는 방법도 있는데, 밑창의 바깥쪽이 닳는다면
O자형 다리, 밑창의 안쪽이 심하게 닳는다면 X자형 다리를 의
심할 수 있다.

둘 다 발목 관절에 무리한 부담을 주기 때문에 퇴행성관절염
을 부른다. 골반과 고관절, 대퇴골이 비틀어짐에 따라 체중이 비
정상적으로 무릎에 가해짐으로써 무릎관절에 무리를 주어 퇴행
성관절염을 유발하는 것이다. 척추가 휘는 척추측만증이나 요
통, 디스크가 나타나기도 한다.

청소년의 휜 다리는 만성 피로를 유발하고 집중력 저하를 일

으킨다. 또한 뼈와 성장판 연골의 성장에 악영향을 미치어 성장을 지연시키기도 한다.

여성들은 휜 다리로 인한 외형상 문제로 심리적 스트레스를 받기도 한다. 미니스커트, 핫팬츠 등 다리가 드러나는 옷을 입기도 쉽지 않기 때문이다. 또한 골반이 기형적으로 벌어지게 되어 생리통이나 방광염 등이 생길 수도 있다.

치유를 위해서는 양릉천혈(표 7)에서 음릉천혈(표 8) 방향으로, 혈해혈(표 38)에서 양구혈(표 39) 방향으로, 내슬안혈(표 62)에서 외슬안혈(표 62) 방향으로 지압하고 후계혈(표 5)을 자극한다.

발

무릎 통증을 줄여주는 혈

50대에 이르면 무릎관절이 쑤시고 아픈 날이 많아진다. 특히 계단을 오르거나 내려갈 때 통증이 느껴지면 무릎관절 질환이 아닌지 의심하게 된다. 우리가 몸을 자유롭게 움직일 수 있는 것은 건강한 관절 덕분인데, 나이가 들면 연골에 충분한 영양이 공급되지 않아 탄력이 떨어지고 마모도 심해진다.

나이가 아니더라도 잘못된 자세, 비만, 운동 부족 등의 이유로 우리의 관절 건강이 위협받고 있다. 무엇보다 무릎 건강은 삶의 질과도 직결되어 있으므로, 무릎에 이상 신호가 발견되면 조기 치료가 필요하다.

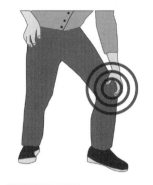

치유를 위해서는 양릉천혈(표 7), 곡천혈(표 64), 풍시혈(표 12)을 지압해 주고, 건측(통증이 없는 쪽)은 후계혈(표 5)에 자극을 준다. 무릎이 눌릴 경우에는 독비혈(표 63)을 지압한다.

노화 무릎 통증

슬관절 무릎 통증

슬관절이 시큰거리거나 저리고 뻐근한 통증에는 음릉천혈(표 8)에서 양릉천혈(표 7) 방향으로 지압해 주고, 건측에는 후계혈(표 5)을 지압해 준다. 무릎이 눌릴 경우는 내슬혈(표 62)과 외슬혈(표 62), 독비혈(표 63)을 자극한다.

비만 무릎 통증

체중이 무릎관절에 주는 압력은 보통 3배 정도이다. 예를 들면 체중이 5kg 증가하면 무릎에 가해지는 압력은 3배인 15kg까지 늘어난다. 계단을 오르거나 등산을 할 때는 최대 7배까지 하중이 무릎에 실리게 되므로, 체중을 4~5kg만 줄여도 관절염 진행을 줄이는 데 큰 도움이 된다.

치유를 위해서는 혈해혈(표 38)에서 양구혈(표 39) 방향으로 지압해 주고, 건측에는 후계혈(표 5)을 지압해 준다.

발 통증 부위별 대처법

발목의 통증은 일상생활에 큰 영향을 주므로 삶의 질과 직접적인 연관이 있다고 할 수 있다. 중년 이후 발과 발목의 통증을 호소하고, 보행 장애 등의 불편을 겪는 이가 많다.

다리의 관절은 26개의 뼈, 38개의 근육과 125개의 인대 등으로 이루어져 있다. 걸을 때마다 신체의 하중을 흡수하기 때문에 관절염, 인대 손상, 힘줄 염증 등에 의한 통증이 발생할 수 있다. 심한 통증을 유발하는 질환은 전문의에 의한 진찰이 필요하지만, 가벼운 초기 질환은 아픈 부위별로 적절한 혈 자리를 찾아 지압해 주면 통증을 줄일 수 있다.

발

발뒤꿈치 통증

장딴지 근육의 과다 사용에 의한 반복적인 외상이나 미세한 파열 등에 의해 발생할 수 있다. 주로 걷거나 발을 내딛기 시작할 때 종아리 아래쪽과 뒤꿈치에 통증이 발생하고, 계속 움직이면 통증이 나아진다.

치유를 위해서는 발목 안쪽 신장경락인 태계혈(표 18)을 자극한다.

발바닥 통증(족저근막염)

장시간 서서 일하는 직장인, 비만인, 평발 등에게 자주 발생한다. 아침에 일어나 첫 발을 디딜 때 통증이 가장 심하며, 오래 서 있으면 통증이 더 악화된다.

치유를 위해서는 앞에서 설명한 족저근막염 혈 자리를 참고하기 바란다.

발 통풍

통풍은 요산이라는 물질이 몸 밖으로 빠져나가지 못하고 과도하게 축적되어 발생하는 질환이다. 과다 축적된 요산은 결정체로 변하고, 이 요산 결정체가 관절 내에 침착하여 염증을 유발하는 것이다. '통풍'이라는 이름은, 다른 사람이 지나가면서 일으킨 바람만 맞아도 아플 정도라고 하여 붙여진 이름이다.

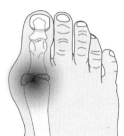

치유를 위해서는 내정혈(표 36)과 척택혈(표 41), 그리고 지음혈(표 43)을 지압해 준다.

발바닥 통증

오래 걷거나 장시간 서 있으면 발바닥에 통증이 느껴지는 경우가 있는데, 이때 통증 부위에 따라 원인이 다양하다.

발뒤꿈치에 통증이 느껴진다면 족저근막염일 가능성이 높다.

발바닥 앞쪽에 통증이 느껴진다면 지간신경종일 가능성이 높다. 지간신경종은 발가락 감각들을 담당하는 신경이 과도한 압력을 받거나 발가락 사이를 지나가는 지간신경이 붓는 질환으로, 둘째·셋째·넷째 발가락 사이에 생긴다.

자간신경종의 주된 원인으로 꼽히는 것이 발볼이 좁은 신발의 착용이다. 그러므로 먼저 발이 편한 신발의 사용을 권한다. 그리고 꾸준한 마사지와 스트레칭으로 신경이 압박되지 않도록 근육을 자주 이완시켜 주는 것이 좋다.

발

치유를 위해서는 수천혈, 태계혈(표 18), 조해혈(표 19), 신맥혈(표 56)을 지압한다.

다리 저리고 경련

보통 다리가 저리면 혈액 순환이 되지 않아 그런 것이라고 치부해 버리지만, 실은 무조건 혈액 순환 문제로만 볼 것이 아니다. 혈액 순환과는 관계없이 다른 원인일 경우도 있기 때문이다. 따라서 정확한 원인을 찾는 것이 중요하다.

치유 혈로는 용천혈(표 59), 중도혈(표 57), 양릉천혈(표 7)이 있다.

용천혈은 혈액 순환, 불안, 초조함, 불면증, 소화불량, 몸이 무겁게 느껴질 때에도 효과가 있다.

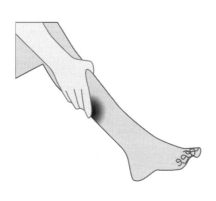

중도혈을 자극하면 다리 쪽의 혈액순환을 원활하게 하여 경련을 억제시킨다. 다리에 갑자기 쥐가 났을 때 약 5~10초 정도만 눌러줘도 쥐가 풀린다.

이외에도 복근의 긴장을 풀어주고, 옆구리 통증을 감소시키는 효과도 있다.

양릉천혈은 근육 질환, 어깨 뭉침, 근육 마비, 경련, 소화 장애, 좌골신경통, 하지 시림 등에도 매우 효과적이다.

발

아킬레스건염과 좌골신경통을 줄이는 혈

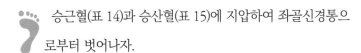 승근혈(표 14)과 승산혈(표 15)에 지압하여 좌골신경통으로부터 벗어나자.

승근혈(承筋穴)은 장딴지 근육 정중앙의 움푹한 곳에 위치하며, 정강이가 저리고 장딴지가 시리면서 근육이 뒤틀어지는 여러 증상을 주로 치료하는 혈이다.

이 혈을 가볍게 지압하면 근육이 회복되어 기운을 이어받는 작용이 있다고 하여 '승근(承筋)'이라고 한다. 근육을 잘 움직이고 관절을 잘 돌아가게 하는 효과가 있다. 정강이 뒤쪽 장딴지 가운데로, 발꿈치 윗부분에서 위로 7촌 지점이다.

가볍게 여러 번 반복하여 지압하면 비복근이 엉키는 것을 막아주고, 뱃속과 발꿈치까지 시원함을 느낄 수 있다. 또한 허리 통증이나 설사에도 응용해 봄직한 혈자리이다.

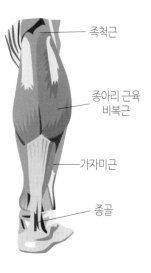

족척근

종아리 근육
비복근

가자미근

종골

승산혈(承山穴)은 승근 3촌 아래에 위치한 혈 자리이다. 승근의 볼록한 곳을 산꼭대기에 비유한다면, 승산혈은 산기슭의 협곡에 비유된다. 승산의 정기가 하행하는 곳이기에 승산이라고 한다.

비복근 사이 아래쪽에 위치해 있으므로, 발목을 굽혔다 폈다하면 잘 드러난다. 주로 아킬레스건염, 좌골신경통, 비복근의 심한 통증에 쓰이고, 발이 저릴 때 특효혈이라고 할 수 있다.

승근혈이나 승산혈 모두 허리 통증에 사용할 수 있고, 근경련에 사용하면 좋다. 쥐가 났을 때도 이 혈 자리를 눌러주면 효과를 볼 수 있다.

발

생리통에서 해방되는 혈

여성은 남성과는 다르게 타인에게 쉽게 말할 수 없는 신체적 고민거리가 있다. 그중에서도 특히 말하기 힘든 것이 생리통과 생리불순 등 생리와 관련된 고민이다. 이런 고민을 해소하기 위해서는 무엇보다 자신에게 맞는 건강 습관을 지녀야 한다.

우선 몸을 따뜻하게 유지하는 습관을 들이도록 한다. 몸이 차가워지면 혈액 순환이 나빠진다. 매일 욕조에 30분 정도 몸을 담가 혈액 순환이 원활해지도록 하는 것이 좋다. 몸을 차게 하는 음식을 피하고 따뜻한 음식을 먹는 것도 중요하다. 또한 흰쌀이

제5장 자주 발생하는 통증, 지압으로 잡아라

나 흰 설탕 등 정제된 음식들은 웬만하면 피하는 것이 바람직하다. 현미나 흑설탕 등 정제되지 않은 음식과 발효식품, 뿌리채소 등의 식품을 권하고 싶다.

다음으로는 생리통을 감소시키는 4가지 혈을 찾아서 매일 지압하는 습관을 들인다. 따로 시간을 내기가 어렵다면 매일 저녁 세안 후 거울 앞에 앉는 시간을 활용해 보자. 기초화장품을 바른 후 헤어브러시 손잡이로 발바닥에 있는 용천혈(표 59)을 자극해 주는 것이다. 여기에다 삼음교혈(표 6)을 찾아 지그시 눌러 주면 생리통 완화에 더욱 효과적이다.

발바닥에 있는 용천혈(표 59)은 생명에너지 저장고인 신장(콩팥)에 해당된다. 용천혈은 '생명과 기운이 샘물처럼 솟아난다'고 하여 붙여진 이름이다. 평상시 용천혈을 지압하면 기의 흐름이 원활해져 건강에 도움을 준다.

그 외에도 발에 있는 조해혈과 손에 있는 열결혈과 내관혈을 활용하자. 조해혈(표 19)은 신장 문제와 안쪽 다리 문제를 고루 치료하여 소변, 다리 부종, 생식기 질환 등을 다스리는 데 도움이 된다.

몸살감기 기운이 있고 평소 허리·목·무릎 등의 통증을 치료하기 위해서는 열결혈과 조해혈을 지압해 준다. 땀이 나면서 몸

살 기운이 풀리는 것을 느낄 수 있다.

열결혈(표 28)은 머리와 목 쪽을 다스리는 혈 자리이다. 폐, 기관지, 코, 인체 앞면, 머리, 목에 문제가 있을 때 자극해 주면 강력한 효과를 발휘하여 기침, 비염, 감기, 가래, 두통 등을 치유해 준다.

침구학(鍼灸學)에 의하면, "불면을 치료할 때는 조해혈을 보해 주고 신맥혈(표 56)을 사해 주며, 기면증(수면 장애의 일종)에는 반대로 치료한다"라고 한다. 인체의 음양을 조해혈과 신맥혈로 조절하면 수면도 다스릴 수 있는 것이다.

내관혈(표 29)은 손목 안쪽 팔과 손바닥을 연결하는 횡문으로부터 손목 위로 2촌 떨어진 곳에 위치해 있다. 내(內)는 안에 간직하고 있다는 뜻이며, 관(關)은 반드시 지나야 하는 출입구를 의미한다. 이 혈 자리는 심포 경락(心包經絡)에 속한다.

심포는 심장의 권한을 대신하고 심장을 보호하는 우산 역할을 하므로, 치료하는 질병도 심장과 관련 있는 병들이다. 심장 통증 등 심장 방면의 문제를 해결하기 위해서는 내관혈을 활용한다. 또한 두통, 배 멀미, 차 멀미, 구토, 소화 관계의 질병이나 위장에 문제가 있을 때도 내관혈을 지압한다.

구안와사와 중풍을 다스리는 혈

입과 눈이 돌아가거나 삐뚤어지는 질환을 '구안와사(口眼喎斜)'라고 한다. 구안와사는 뇌신경의 마비로 발생하며, 갑자기 증상이 나타나는 데다 급속히 진행되기 때문에 가벼이 볼 질환은 아니다. 치료 시기가 늦어질 경우 후유증이 남을 수 있기 때문에, 증상이 나타났다면 원인을 파악하고 즉시 치료받는 것이 좋다.

구안와사는 말초성 안면 신경마비로, 뇌졸중이나 뇌종양으로 인해서 발생하는 중풍과는 구분하여 치료해야 한다.

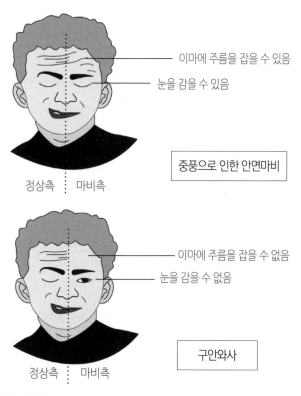

이마에 주름을 잡을 수 있음

눈을 감을 수 있음

중풍으로 인한 안면마비

정상측 ⋮ 마비측

이마에 주름을 잡을 수 없음

눈을 감을 수 없음

구안와사

정상측 ⋮ 마비측

중풍의 특징

①이마의 주름이 풀려 있지 않다.

②팔다리가 함께 마비가 나타난다(반신마비).

③삼키기 장애, 발음 장애

④한편으로 기울어지는 걸음걸이

⑤눈을 감아도 눈동자가 위로 올라가지 않는다.

제5장 자주 발생하는 통증, 지압으로 잡아라

①이마 주름이 마비 측에서 풀린다.

②마비 측의 귀 뒤쪽이 뻐근하게 아픈 경우가 있다.

③얼굴 마비 이외의 다른 증상은 나타나지 않는다.

④눈을 감으면 눈동자가 위로 올라간다.

구안와사는 스트레스, 피로, 면역력 저하, 추운 날씨 등과 관련이 있다. 특히 직장인들의 잦은 스트레스는 면역력 저하로 이어지기 때문에 구안와사는 젊은 층에서도 드물지 않게 나타나는 질환이다. 구안와사를 예방하기 위해서는 평소 차가운 곳에 얼굴을 노출시키거나 찬바람을 쐬지 않는 것이 좋다. 과로와 스트레스를 피하고, 면역력 저하를 막기 위해 충분한 휴식을 취한다. 영양 섭취 또한 중요하다.

치유를 위해서는, 먼저 마비된 얼굴 쪽을 손바닥과 손가락으로 골고루 마사지하여 얼굴 근육을 풀어준다. 마사지는 입에서 눈 방향으로 하고, 혈 자리 자극 후에도 똑같이 반복한다.

환측(아픈 쪽)에는 협거혈(표 11)에서 지창혈(표 70) 쪽으로 강하게 자극하고, 풍륭혈(표 10)도 지압해 준다. 건측(건강한 쪽)에는 협거혈에서 지창혈 쪽으로 얕게 자극한다.

발

백회사신총은 기본으로 하고, 측두근 마사지를 하면서 태양혈, 승읍혈, 사백혈과 귀에서 나오는 삼차신경 분포에 따라 골고루 자극한다. 회복 과정에서 눈이 잘 감기지 않으면 추가로 찬죽, 사죽공 등의 눈 주위 혈을 자극한다. 그 외에도 필요한 혈 자리를 찾아 지압해 준다.

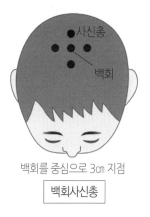

백회를 중심으로 3㎝ 지점

백회사신총

얼굴의 혈자리

두유
백회
정명
양백
찬죽
사죽공
태양
동자료
영향
승읍
권료
사백
지창
하관
승장
협거
염천
대영

제6장

치유에 사용하는
혈 자리

경락은 전철 순환선, 경혈은 전철역

인간의 생명을 지속시키는 데 있어 필수적인 에너지를 '기(氣)'라고 한다면, 그 에너지를 유지시키기 위해 온몸에 영양분을 제공하는 것이 '혈(血)'이다. 따라서 기혈 흐름이 원활하지 않다는 것은, 몸 어딘가에 질병이 발생했다는 것을 의미한다.

몸의 기혈을 운반하고 신체 각 부분의 기능을 조절하는 통로를 '경락(經絡)'이라고 한다. 경락의 '경(經)'이 몸의 세로로 흐르는 경맥이라면, '낙(絡)'은 우리 몸의 가로로 흐르는 낙맥을 의미한다. 경락 줄기는 오장(간장·심장·폐·신장·비장)과 육부(쓸개·

발

소장·위·대장·방광·삼초)의 기능과 연결되어 있다. 따라서 경락을 지압하면 각종 질병을 치유할 수 있다.

다시 말하면, 경락이 우리 몸에 흐르는 전철 레일이라면 경혈은 전철역이라 할 수 있다. 전철역에 고장이 나면 흐름 전체가 정체되어 운행에 지장을 준다. 기가 흐르는 통로인 경락(전철 레일)의 각 지점이 경혈(전철역)이므로 경혈에 자극(전철역 고장 수리)을 주면 경락 줄기(전철 레일)를 따라 신체 내부의 장기로 전달되어 치유된다.

이처럼 우리 몸속에서 에너지 흐름이 서로 연결되어 있기 때문에, 다리의 경혈을 자극하더라도 어깨 통증이 치유될 수 있는 것이다.

질병의 반응이 나타나는 경혈

몸 전체의 경혈은 12정경맥과 임맥·독맥 위에 있는 혈 자리로, 질병의 반응이 나타나는 곳이다. 또한 동시에 치료에 있어서 자극점으로 쓰이는 중요한 혈 자리이다.

경혈이 있는 자리를 한마디로 설명하기란 어렵다. 그러나 경혈을 해부학 측면으로 보면 중요한 신경 위에, 중요한 혈관 위에, 근육이 파인 곳에, 움푹 들어간 곳에, 뼈 위 또는 뼈 끝에, 뼈 가장자리에, 뼈가 갈라진 곳에, 뼈마디에, 근육과 근육 사이 등에 자리하고 있다.

그 외에도 자주 사용하는 혈 자리를 소개하면 다음과 같다.

발

기혈(寄穴)은 경맥 위에 있는 혈이 아니고 경맥을 벗어난 곳에 있는 혈 자리로, 병을 치료하고 진찰하는 데 크게 효과가 있어 옛날부터 사용되어 온 혈 자리이다. 쉽게 설명하면 비방혈이라는 말이다.

아시혈(阿是穴)은 다른 말로 '부정혈(不定穴)' 또는 '천응혈(天應血)'이라고도 한다. 아시혈은 손가락 끝으로 누르면 '아!' 소리가 나올 만큼의 압통점을 말한다. 바로 병이 생긴 곳으로써 이곳을 '국소'라고도 한다. 아시혈은 병을 치료하는 데 아주 중요한 곳이다.

신혈(新穴)은 혈 자리에 대한 새로운 연구와 그 노력의 결과로 치료 효과가 높은 새로운 혈 자리를 말한다. 신혈도 치료에 큰 효과가 있어 많이 쓰이고 있다.

치유에 효과적인 혈 자리 70

1. 합곡혈　　2. 태충혈　　3. 족삼리혈　　4. 곡지혈

5. 후계혈　　6. 삼음교혈　　7. 양릉천혈　　8. 음릉천혈

9. 지기혈　　10. 풍륭혈　　11. 협거혈　　12. 풍시혈

13. 위중혈　　14. 승근혈　　15. 승산혈　　16. 곤륜혈

17. 연곡혈　　18. 태계혈　　19. 조해혈　　20.부(복)류혈

21. 소상혈　　22. 상양혈　　23. 중충혈　　24. 관충혈

25. 소충혈　　26. 소택혈　　27. 신문혈　　28. 열결혈

29. 내관혈　　30. 환도혈　　31. 포황혈　　32. 질변, 승부혈

발

33. 소부혈	34. 은백혈	35. 여태혈	36. 내정혈
37. 함곡혈	38. 혈해혈	39. 양구혈	40. 속골혈
41. 척택혈	42. 공최혈	43. 지음혈	44. 지오회혈
45. 현종혈	46. 전(단)중혈	47. 운문혈	48. 중부혈
49. 상완혈	50. 중완혈	51. 하완혈	52. 대횡혈
53. 천추혈	54. 석문혈	55. 구허혈	56. 신맥혈
57. 중도혈	58. 노궁혈	59. 용천혈	60. 중봉혈
61. 수삼리혈	62. 내외슬안	63. 독비혈	64. 곡천혈
65. 백회혈	66. 팔풍혈	67. 팔사혈	68. 양백혈
69. 사죽공혈	70. 지창혈		

제6장 치유에 사용하는 혈 자리

표 1 합곡혈(수양명대장경)

손등을 위로 하고 엄지와 검지
를 벌린 다음 검지 손가락뼈와
엄지 손가락뼈를 따라 손목 쪽
으로 밀어 올라가면 엄지 손가
락뼈와 검지 손가락뼈가 합친

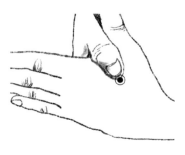

곳에 이르게 되는데, 이곳이 바로 합곡혈이다.

얼굴과 눈, 코, 귀, 입, 혀의 질병에 필수적으로 사용한다. 임산
부의 경우에는 유산의 우려가 있기 때문에 피해야 한다.

주치 효능 : 목구멍과 입안의 발열, 두통, 통증 부종, 편두통, 치
통, 안면 신경마비, 눈의 충혈, 다한증, 소화불량 구토 등

표 2 태충혈(족궐음간경)

엄지발가락과 둘째발가락 사이를 손가락
으로 밀고 올라가면 동맥 뛰는 것이 느껴
진다. 이때 누르면 가장 많이 들어가는 곳
이 바로 태충혈이다.

간경상의 여러 병증을 치료할 수 있고, 합
곡혈과 함께 사관혈의 하나이므로 기혈

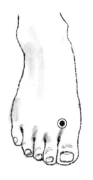

발

순환이 막힐 때도 응용할 수 있다.

주치 효능 : 간 기능 장애, 고혈압, 소아 경풍, 두통, 어지럼증, 불면, 간염, 유선염, 생리불순, 혈소판 감소증 등

표 3 족삼리혈(족양명위경)

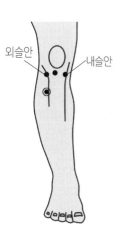

족삼리혈은 트림이나 구토·두통 등 위로 솟구치는 열 기운을 아래로 잡아당길 수 있고, 배가 아픈 모든 증상에 유용하다. 위장계 질환을 다리에서 잘 고치는 혈이기 때문에 소화기계 질환에 수삼리혈과 함께 사용한다.

주치 효능 : 코 막힘, 숙취, 신경쇠약, 동맥경화, 급·만성 위염, 중풍, 소화기에 관한 모든 질병, 빈혈, 고혈압 등

표 4 곡지혈(수양명대장경)

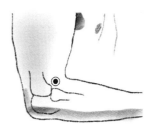

팔꿈치는 구부리고 손바닥을 반대편 젖가슴에 대고 혈 자리를 잡는다. 가로무늬 끝나는 곳과 튀어나온 뼈 사이를 눌러보아 가장 통증

이 있는 곳을 찾는 것이 정확하다.

주치 효능 : 위와 복부의 통증, 고혈압, 피부질환(가려움증), 호흡기 질환, 손과 팔목의 질환, 심리 및 정신 장애 등

표 5 후계혈(수태양소장경)

『한의학대사전』에는 "새
끼손가락척골 쪽 제5선 몸
손가락뼈마디의 뒤에 있는
금 끝에 있다"라고 나와

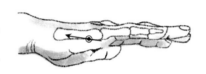

있다. 쉽게 말하면, 가볍게 주먹을 쥐었을 때 새끼손가락 옆으로
주름이 끝나는 지점이다. 독맥과 통하고 있기 때문에 허리나 목
뒷덜미가 아플 때 사용한다.

주치 효능 : 중풍, 구안와사, 두통, 고혈압, 발열, 눈의 통증, 다
래끼, 항강증(項强症, 목 위가 뻣뻣하고 아프며 목을 잘 돌리지 못
하는 증상), 견배통, 상완신경통, 사지마비, 간질, 정신병, 신경쇠
약, 히스테리, 요통 등

표 6 삼음교혈(족태음비경)

안쪽 복사뼈 중심 끝에서 음릉천혈까지를 4등분하였을 때 복사

발

뼈 중심에서 위로 3촌, 정강이뼈 바로 뒷부분이다. 족태음비경·족소음신경·족궐음간경 3가지 음경이 만난다는 이름처럼, 삼음교혈은 3가지 경락의 기운을 동시에 조절하며 우리 몸의 음적인 기능을 보강할 수 있다.

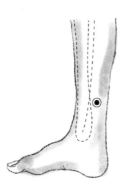

주치 효능 : 생리불순, 설사, 정신쇠약, 비뇨기, 남녀 생식기의 질환, 인공유산, 소화불량, 복통, 신경쇠약, 습진, 산후혈훈 등

표 7 양릉천혈(족소양담경)

무릎 바깥쪽으로 가장 많이 튀어나온 뼈끝에서 약간 안쪽 아래로, 누르면 탄력감이 느껴지면서 오목하게 들어가는 곳이다. 족삼리혈에서 약간 경사져서 1촌 거리에 있다. 많은 근육이 모여 있는 어깨의 통증을 치료하는 대표적인 혈이다.

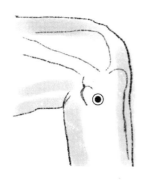

주치 효능 : 간염, 담양염, 고혈압, 슬관절염, 슬관절통, 하지외측통, 담낭염, 고혈압, 늑간신경통, 상습성 변비 등

제6장 치유에 사용하는 혈 자리

표 8 음릉천혈(족태음비경)

발 안쪽 정강이뼈를 따라 손가락을 타고 올라가면 무릎 가까이에 뼈가 구부러져 잠깐 멈추는 곳이 음릉천혈이다.

주치 효능 : 요로감염증, 소변 불리, 요실금, 생리불순, 신장염, 이질, 비뇨생식기 질환, 장염, 수종 등

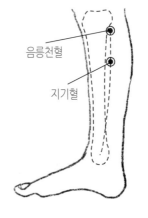

음릉천혈

지기혈

표 9 지기혈(족태음비경)

음릉천혈에서 아래 쪽으로 3촌, 정강뼈 안쪽 모서리 뒤쪽이 지기혈이다. 지기혈은 비경상의 급성병과 통증이 심한 병을 치료할 수 있는데, 요즘은 당뇨병에 대한 반응으로 주목받고 있다.

주치 효능 : 생리불순, 자궁의 병, 소화불량, 부종, 이질, 하복부의 통증, 기능성 자궁출혈 등

표 10 풍룡혈(족양명위경)

독비혈과 해계혈을 잇는 선의 중간점(조구혈)에서 뒤로 1촌 떨어

발

진 곳으로, 근육이 풍성하게 볼록 나
와 있는 부위이다.

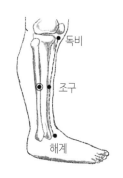

주치 효능 : 다리의 통증, 하지 무력,
부인심통, 변비, 현운증(眩暈症, 눈앞
이 아찔하고 정신이 흐려지는 증세), 가
래 많은 것, 해수, 인후종통, 고혈압,
변비, 복통, 두통, 불안, 중풍, 정신병, 어지럼증 등

표 11 협거혈(혈족양명위경)

협거혈은 양쪽 턱뼈 각 근처에 위치
한 혈 자리로, 교근(턱의 측면에 있는
씹는 근육)에 위치하고 있다. 입을 꽉
다물었을 때 턱뼈 각 근처 가장 볼록
한 부분으로, 입을 벌리면 오목하게
들어간다. 양쪽 검지를 이용해 작은
원을 그리며 지그시 지압해 준다.

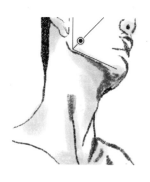

주치 효능 : 삼차신경통, 이하선염, 치통, 턱관절염, 안면 신경마
비, 교근경련 등

표 12 풍시혈(족소양담경)

반듯하게 선 자세에서 두 손을 똑바로 내렸을 때 셋째손가락 끝이 닿는 근육 사이다. 다리 부위에서 유일하게 풍자가 붙은 혈이기 때문에 풍으로 인한 하지 마비, 반신불수 등에 쓰인다.

주치 효능 : 각기병, 하지 마비, 하지 무력 등

표 13 위중혈(족태양방광경)

무릎 뒤쪽 가로무늬 정가운데 동맥이 뛰는 곳으로 근육과 근육 사이 조금 들어가는 곳이다. 방광경의 1선과 2선이 만나는 곳이기 때문에 등과 허리에 고루 기를 보낼 수 있어서 모든 허리 질환에 필수혈로 꼽힌다. 방광 질환에도 많이 사용된다.

주치 효능 : 급성위장염, 방광염, 변비, 허리 통증, 좌골신경통, 슬관절염 등

표 14 승근혈(족태양방광경)

위중과 아킬레스건의 후면 중앙 사이, 위중에서 1/3 지점에 있다. 흔히 장딴지 근육에 경련이 일어날 때 눌러주는 곳이다.

발

주치 효능 : 두통, 요배강통, 하퇴통, 하지 마비, 치질 등

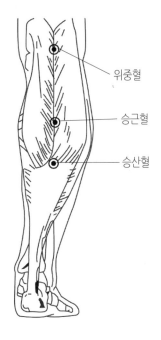

위중혈

승근혈

승산혈

표 15 승산혈(족태양방광경)

장딴지 중앙 부위에서 나타나는 사람인(人)자 모양의 꼭짓점이 승산혈이다. 위중혈에서 아래로 8촌 되는 지점이다.

주치 효능 : 요퇴통, 좌골신경통, 치질, 탈항 등

표 16 곤륜혈(족태양방광경)

바깥 복사뼈 꼭짓점과 아킬레스건(뒤축 뼈 힘줄) 중간에 오목하게 파인 곳이다. 곤륜혈은 등뼈 양쪽의 두툼한 등줄기와 어깨 통증에 효과가 있다.

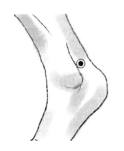

주치 효능 : 두통, 갑상선, 요배통, 좌골신경통, 족관절 등

제6장 치유에 사용하는 혈 자리

표 17 연곡혈(족소음신경)

안쪽 복사뼈 앞쪽 아랫부분을 만져보면 약간 울퉁불퉁하게 느껴지는 뼈가 만져지는데, 그 뼈 사이에 움푹 들어간 곳이 연곡혈이다.

주치 효능 : 인후염, 방광염, 당뇨병, 파상풍, 생리불순 등

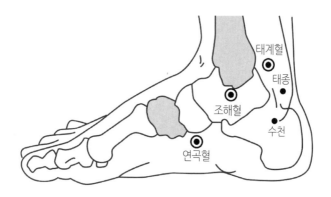

표 18 태계혈(족소음신경)

내과 첨단과 아킬레스건을 이은 선의 중점에 있다. 안쪽 복사뼈 중심과 아킬레스건 사이 가장 오목한 곳으로, 동맥이 뛰는 자리이다. 방광경의 곤륜혈과 서로 마주보고 있어 음양의 조화를 이루고 있다.

주치 효능 : 신염, 방광염, 생리불순, 치통, 만성후두염, 이명, 탈모, 폐기종, 신경쇠약, 요통, 족저통 등

발

표19 조해혈(족소음신경)

안쪽 복사융기에서 아래쪽으로 1촌, 손끝으로 누르면 오목 들어
가는 곳이다. 방광경의 신맥혈과 서로 마주보고 있다. 열결혈,
혈해혈과 같이 사용한다. 부인과 질환과 습관성 변비에도 효과
가 좋다.

주치 효능 : 생리불순, 자궁내막염, 자궁탈수, 인후종통, 편도선
염, 족관절염증, 수족냉증, 변비, 신경쇠약, 히스테리 등

표 20 부류혈(족소음신경)

발꿈치 힘줄의 앞쪽 안쪽 복사융기에
서 수직으로 2촌 되는 지점이다. 부류
혈은 신장을 보강할 수 있어서 태계혈
의 보조혈로 많이 사용한다.

주치 효능 : 신장염, 고환염, 요도염,
도한(盜汗), 허로(虛勞) 등

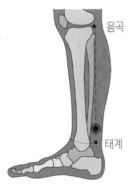

표 21 소상혈(수태음폐경)

응급혈로 사용한다.

주치 효능 : 급체, 중풍, 혼절, 감기, 자율신경장애자의 필수 혈 등

187

제6장 치유에 사용하는 혈 자리

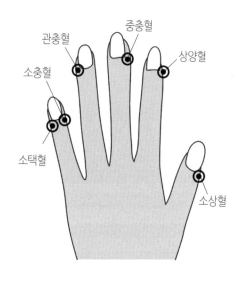

관충혈
중충혈
상양혈
소충혈
소택혈
소상혈

응급혈로 사용한다.

주치 효능 : 혼절, 자율신경실조증, 급체, 소화불량, 발열, 시선염 등

응급혈로 사용한다.

주치 효능 : 쇼크, 중풍 혼미, 고열 등

188

발

표 24 관충혈(수소양삼초경)

응급혈로 사용한다.

주치 효능 : 열성 질환, 후두염, 결막염, 두통 등

표 25 소충혈(수소음신경)

연탄가스나 페니실린 쇼크 등에도 효과가 있다.

주치 효능 : 고열, 중풍 혼미, 히스테리, 소아 경궐(발작) 등

표 26 소택혈(수태양소장경)

응급 시 소상혈과 같이 사용한다. 아이를 낳기 힘든 경우(난산) 지음혈과 더불어 사용하기도 한다.

주치 효능 : 두통, 유선염 등

표 27 신문혈(수소음신경)

새끼손가락 쪽 가로무늬 있는 곳을 살펴보면 굵게 잡히는 인대 두 가닥을 찾을 수 있는데, 그 가운데 오목 들어간 지점이다. 누르면 통증이 있고, 맥이 뛰는 것이 느껴진다.

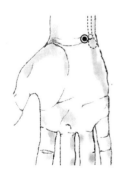

제6장 치유에 사용하는 혈 자리

주치 효능 : 건망증, 심통, 불안, 실신, 심장병, 협심증, 정신병, 히스테리, 신경쇠약, 정신분열증 등

표 28 열결혈(수태음폐경)

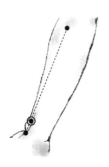

양손의 엄지와 검지를 벌려 서로 맞물리게 할 때 검지의 끝이 닿는 부분이다. 검지 끝으로 만져보면 가느다란 갈라진 틈이 느껴지는데, 그곳이 바로 열결혈이다. 폐와 대장경의 병증을 동시에 치료할 수 있고, 목(특히 뒷목) 부위 병변에도 많이 사용된다. 맥을 보는 자리이기도 하다.

주치 효능 : 편두통, 구안와사, 기침, 두드러기, 안면 신경마비, 코 마르는 병, 기관지염, 목이 뻣뻣할 때 등

표 29 내관혈(수궐음심포경)

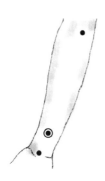

손바닥 쪽 손목주름에서 몸 쪽으로 3촌 부위에 위치해 있다. 긴 손바닥근힘줄과 손목굽힘근힘줄 사이로, 팔목에 힘을 주면 팔뚝 부분에서 나타나는 길쭉

발

한 근육 두 가닥 사이 오목한 곳이다.

주치 효능 : 심장병, 쇼크, 협심증, 구토, 위통 등

옆으로 누운 자세에서 아랫다리는 뻗고 윗다리는 접어서 아랫
다리 위에 얹은 자세를 취했을 때, 엉덩이 옆에서 가장 위쪽으로
튀어나온 고두리뼈와 꽁지뼈 사이를 3등분한 지점이다. 고두리

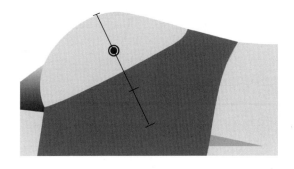

뼈에 힘을 주어 누르면 움푹 들어가면서 아릿한 통증이 발끝까
지 전해지는 곳이다.

주치 효능 : 좌골신경통, 요퇴통, 반신불수, 하지마비, 다발성신
경염 등

표 31 포황혈(족태양방광경)

엉덩이 부위, 엉치뼈 구멍에서 정중앙선에서 좌우로 3촌 거리에
위치한다.

주치 효능 : 자궁염, 고환염, 요통, 장염, 변비, 요폐(尿閉, 하초에
열이 생겨 소변이 제대로 나오지 못하는 병), 복통, 좌골신경통 등

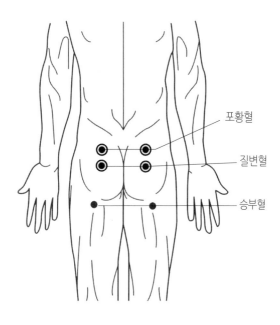

표 32 질변혈(족태양방광경)

넷째 뒤엉치뼈 구멍과 같은 높이로, 정중앙선에서 좌우로 3촌
거리에 위치한다.

발

허리를 튼튼하게 하고, 신장을 보하는 작용을 한다. 허리가 아프거나 혹은 소변과 대변이 시원하게 나오지 않을 때 효과가 있다.

주치 효능 : 요통, 좌골신경통, 치질, 생식기 질환 등

표 33 소부혈(수소음심경)

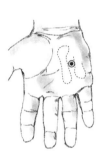

주먹을 자연스럽게 쥐었을 때 새끼손가락 끝이 닿는 곳이 소부혈이다.

주치 효능 : 부정맥, 흉통, 잔뇨, 소변불리(小便不利, 오줌의 양이 적어지면서 잘 나오지 아니하는 증상), 히스테리 등

표 34 은백혈(족태음비경)

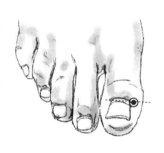

엄지발가락 안쪽 발톱눈에서 부추 한 잎 넓이 정도 떨어진 곳이다. 응급혈 중 하나이며, 소상혈과 함께 경기나 유사중풍 혹은 정신질환에 많이 쓰인다.

주치 효능 : 다래끼, 정신병, 불안, 불면, 생리불순, 중풍, 소아경풍, 전신권태, 위경련, 복직근경련, 복통, 설사 등

표 35 여태혈(족양명위경)

둘째발가락 바깥쪽 발톱눈에서 1촌 정도만큼 떨어진 곳이다. 응급혈로 사용하며, 위경상의 혈이기 때문에 속이 더부룩하고 답답할 때 좋은 효과를 볼 수 있다.

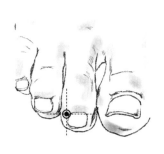

주치 효능 : 족경한랭, 빈혈, 편도선염, 간염, 위염, 장염, 소화불량, 소아 경기, 뇌빈혈, 신경쇠약, 편도선염, 히스테리 등

표 36 내정혈(족양명위경)

둘째발가락과 셋째발가락이 갈라지는 주름 끝이 내정혈이다. 속이 불편할 때 자극해 주면 편안해질 수 있기 때문에 식중독의 명혈로 알려져 있다.

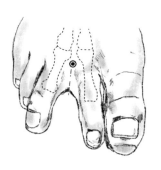

주치 효능 : 복통, 위염, 소화불량, 치통, 삼차신경통, 안면신경마비증, 편도선염 등

발

표 37 함곡혈(족양명위경)

둘째발가락과 셋째발가락 사이에서 발
목 쪽으로 약 2.5촌 정도 손가락으로 밀
고 올라가면 끝이 걸려서 더 올라가지
못하는 곳이다.

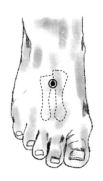

주치 효능 : 안면부종, 결막염, 부종, 복
명복통, 히스테리 등

표 38 혈해혈(족태음비경)

무릎을 구부린 자세에서 혈을 잡는데, 무릎덮개뼈 위를 연결하
는 선과 안쪽 면을 연결하는 선이 만
나는 점에서 2촌 위로 올라가 근육이
움푹 파인 느낌이 드는 자리이다.

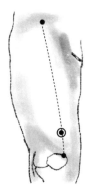

주치 효능 : 자궁출혈, 피부습진, 음부
소양, 두드러기, 부인병(생리불순, 생리
통)에 잘 듣는다.

표 39 양구혈(족양명위경)

무릎덮개뼈 윗부분에서 위로 2촌 되는 곳이다. 무릎을 쭉 펴면

슬개골의 바깥쪽에 홈이 생기는
데, 그 홈을 쭉 밀고 올라가다 막
히는 지점이다. 눌러보면 가느다
란 힘줄이 있는 것처럼 느껴지는
곳이다.

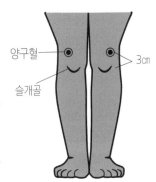

주치 효능 : 슬관절염, 슬관절마
비, 하지무력 등

표 40 속곡혈(족태양방광경)

새끼발가락 관절 몸 쪽의 오
목한 곳으로, 발등과 발바닥
의 경계면에 있다. 손끝으로
누르며 움직였을 때 오목한
곳을 찾아 지그시 지압해 주
면 효과가 있다.

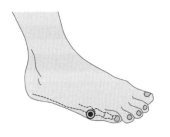

주치 효능 : 목이 제대로 돌아가지 않거나 뒷목이 뻣뻣하고 앞뒤
로 움직이기 어려울 때, 감기 몸살로 인해 여러 관절이 쑤실 때,
두통, 현기증, 요통, 난청, 좌골신경통 등

발

표 41 척택혈(수태음폐경)

팔꿈치 앞쪽면, 팔오금주름 위, 위팔두갈래근힘줄의 가쪽 오목
한 곳이다. 가래·기침·해수·천식 등을 끌어당겨 진정시킬 수 있
고, 폐에 열이 있는 증상들인 기관지염·인후염·폐렴 등을 치료할
수 있다.

주치 효능 : 호흡 기능과 호흡기 감
염 질환, 협심증, 편도선염, 뇌졸중
후 마비의 치료 등

척택혈
공최혈
태연

표 42 공최혈(수태음폐경)

폐경에서 갑자기 병이 생겨 통증이
몹시 심할 때 쓸 수 있는 극혈이다.
척택혈과 태연혈의 연결선의 중점에서 위쪽으로 1촌, 손바닥 쪽
손목주름에서 위쪽으로 7촌 되는 지점이다.

주치 효능 : 폐렴, 편도선염, 폐암, 기관지염, 치질 등

표 43 지음혈(족태양방광경)

새끼발가락 바깥쪽 발톱눈에서 1촌만큼 떨어진 지점이다. 급성
질환 응급혈로 많이 쓰이며, 음부에도 기를 직접 전달시킬 수 있

다. 태반의 위치가 잘못되거나 난산 때
소택혈과 함께 사용한다.

주치 효능 : 두통, 뇌빈혈, 신경성두통,
안통, 태위 이상, 난산 등

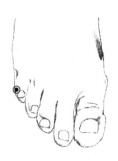

표 44 지오회혈(족소양담경)

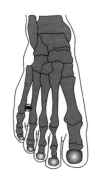

넷째발가락과 새끼발가락 사이를 밀고
올라가면 힘줄이 걸리는데, 그 힘줄이 걸
리기 전 오목하게 들어간 곳이 지오회혈
이다.

주치 효능 : 이명, 유선염, 요통 등

표 45 현종혈(족소양담경)

바깥 복사뼈 중심에서 위로 3촌 되는
곳으로, 뼈와 뼈 사이 갈라지는 지점
이 현종혈이다.

주치 효능 : 각기병, 각하동통, 하지
풍습통, 슬퇴통, 낙침(落枕), 반신불
수, 고혈압 등

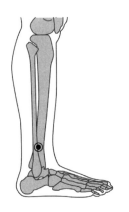

발

표 46 전(단)중혈(임맥)

가슴 정가운데 선과 양 젖꼭
지를 연결하는 선이 만나는
지점이다. 젖이 늘어진 사람
은 누우면 젖꼭지가 제 위치
를 찾으니 누워서 자리를 잡
는 것이 좋다. 전중은 심장을
보호하는 중요한 혈이다.

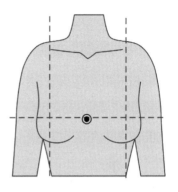

주치 효능 : 가슴의 통증, 늑막염, 심통, 유방통, 늑간신경통, 구
토, 해소, 기침, 식도경련, 유즙감소 등

표 47 운문혈(수태음폐경)

가슴 바깥선 위에 있다. 가슴 윗
부분에 양쪽으로 도드라져 보이
는 뼈(빗장뼈)를 따라 바깥쪽으
로 쭉 밀고 나가다 보면 더 이상
나가지 않고 걸리는 움푹 들어
간 곳으로, 누르면 통증이 느껴진다.

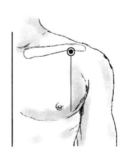

주치 효능 : 호흡 곤란을 동반하는 모든 기관지 질환 등

표 48 중부혈(수태음폐경)

운문혈 아래 1촌 되는 지점으로, 폐의 기운이 모여 있는 모혈이다.

주치 효능 : 기관지염, 천식, 가슴 통증, 가슴의 열 등

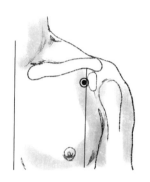

표 49 상완혈(임맥)

배꼽의 중심에서 위쪽으로 5촌 위치에 있다.

주치 효능 : 딸국질(횡경막 경련), 장과 위 경련, 위 확장, 급·만성 위염, 위궤양, 구토, 소화불량 등

표 50 중완혈(임맥)

배꼽과 명치뼈가 튀어나온 기저부의 정가운데이다. 배꼽의 중심에서 위쪽으로 4촌 되는 곳이다. 위장병에 특효지만, 간이 부어 있는 경우 잘못 침을

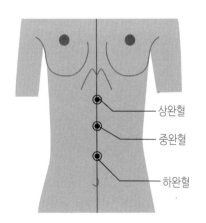

상완혈

중완혈

하완혈

200

발

놓게 되면 복막염을 일으킬 수 있으니 조심해야 한다.

주치 효능 : 위염, 위하수, 급·만성위염, 장염, 위궤양, 소화불량, 급성장협착, 장폐색, 위궤양, 구토, 불면, 두통, 위통, 복창, 수종, 설사, 변비, 식욕부진, 고혈압, 중풍, 비위 허약, 두드러기 등

표 51 하완혈(임맥)

배꼽 중심에서 위로 2촌 되는 지점으로, 배꼽과 중완혈 사이다.

주치 효능 : 위확장, 위경련, 만성위염, 만성장염, 복창, 비위 허약,구토, 생식기 질환 등.

표 52 대횡혈(족태음비경)

배꼽 한가운데인 신궐에서 바깥 쪽으로 4촌되는 지점으로, 유두선상에 있는 곳이다.

주치 효능 : 장염, 복창, 설사, 변비, 장내 기생충 등

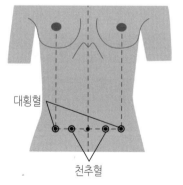

표 53 천추혈(족양명위경)

배꼽 중심에서 좌우로 2촌되는 지점이다.

주치 효능 : 모든 장 질환, 급·만성 위염, 장 마비, 복막염, 자궁 내막염, 변비, 요통, 복통, 산후 복통, 세균성 질환 등

표 54 석문혈(임맥)

배 부위 정가운데 선 위, 배꼽 아래 2촌 되는 지점이다. 곡골혈 위로 3촌 되는 곳이다.

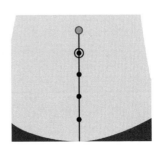

주치 효능 : 붕루(崩漏), 대하(帶下), 자궁출혈, 산후출혈, 무월경, 부종 등

표 55 구허혈(족소양담경)

바깥 복사뼈 앞면을 잇는 수직선과 아랫면을 잇는 수평선이 만나는 곳으로, 움푹 들어간 지점이다. 발을 힘껏 굴절시키면 움푹 들어간 자리를 쉽게 찾을 수 있다.

주치 효능 : 담낭염, 늑간신경통, 하지동통, 좌골신경통 등

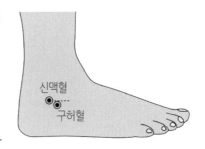

표 56 신맥혈(족태양방광경)

바깥 복사뼈 아래 손끝으로

발

눌러 보면 손끝이 들어가는 지점이다.

주치 효능 : 두통, 후두통, 고혈압, 어지럼증, 요퇴통, 좌골신경통, 정신분열증 등

표 57 중도혈(족궐음간경)

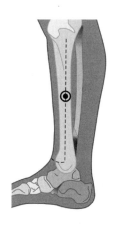

안쪽 복사뼈 중심에서 위로 7촌 되는 지점으로, 정강이뼈 안쪽 면의 중앙이다. 간경상의 여러 급성병과 통증이 심할 때 응용한다.

주치 효능 : 급성 통증의 진통, 설사, 복통, 간염, 생리불순, 붕루 등

표 58 노궁혈(수궐음심포경)

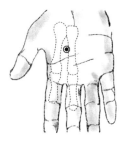

주먹을 쥐었을 때 중지 끝이 닿는 지점이다. 검지와 중지 손뼈 사이가 노궁혈이다.

주치 효능 : 심통, 협심통, 흉부 압박, 구취, 졸도, 손바닥 다한증 등

표 59 용천혈(수궐음심포경)

둘째발가락과 셋째발가락 사이에서 발꿈치 쪽으로 1/3되는 지점이다. 발바닥을 구부렸을 때 오목하게 들어가 사람인(人) 자 모양이 새겨지는 부분이다.

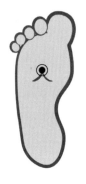

주치 효능 : 협심증, 실신, 뇌출혈, 쇼크, 두통, 고혈압, 불면, 중풍 등

표 60 중봉혈(족궐음간경)

안쪽 복사뼈 약간 앞쪽으로, 발목 앞쪽에 힘을 주면 나타나는 2개의 힘줄 아래를 누르면 두터운 느낌이 드는 자리이다.

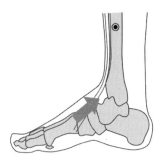

주치 효능 : 간염, 황달, 음경통, 하복통, 족관절 및 주위 연부조직의 질병 등

표 61 수삼리혈(수양명대장경)

곡지혈에서 아래로 2촌 되는 지점으로, 주먹을 쥐면 근육이 불

발

끈 올라오며 손끝으로 누르면
상당한 통증이 있다.

주치 효능 : 구안와사, 치통, 이

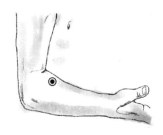

하선염, 편마비, 중풍, 위의 통
증, 복통, 설사, 축농증 등

표 62 내슬안혈, 외슬안혈(경외기혈)

무릎뼈 아래 모서리, 무릎을 굽혔을 때 무릎뼈 인대의 양쪽으로
움푹 들어간 곳이다. 바깥쪽이 외슬안, 안쪽이 내슬안이다.

주치 효능 : 무릎의 통증, 슬개골연화증,
하지의 위약 등

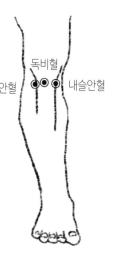

독비혈

외슬안혈 ◉◉◉ 내슬안혈

표 63 독비혈(족양명위경)

무릎을 구부린 자세에서 무릎덮개뼈 아
래쪽에 있다. 가운데 딱딱한 힘줄 좌우의
움푹 파인 곳에서 바깥쪽 파인 곳이다.

주치 효능 : 슬관절통, 슬통, 각기병, 슬
무력, 무릎연조직 질병 등

제6장 치유에 사용하는 혈 자리

표 64 곡천혈(족궐음간경)

무릎을 구부렸을 때 무릎 안쪽에 나
타나는 가로무늬 끝이다.

주치 효능 : 방광염, 요도염, 자궁하
수, 전립선염, 소변을 자주 보거나 탁
하게 볼 때, 염증이 있거나 방광에 돌
이 있을 때 등

표 65 백회혈(독맥)

머리 정가운데 선과 양 귓바퀴는
잇는 선이 만나는 지점이다. 앞
머리칼 경계로부터 다섯 치 뒤쪽
의 우묵한 곳으로, 의식을 각성
시키는 대표적인 혈이다.

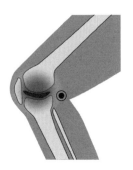

주치 효능 : 뇌졸중, 급성고혈압,
중풍 예방 및 치료, 치매, 탈항, 정신병, 자궁탈수 등

표 66 팔풍혈(경외기혈)

발등과 발가락의 피부가 만나는 지점의 오목한 부분으로, 좌우

206

발

총 8개의 혈이다.

주치 효능 : 발등의 부기, 두통,

치통, 생리 이상, 각기 등

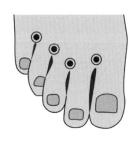

표 67 팔사혈(경외기혈)

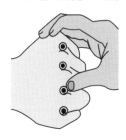

주먹을 쥐었을 때 손가락 사이 마디의

움푹 파인 8곳이다.

주치 효능 : 과도한 열, 눈의 통증, 팔다

리 붓고 아플 때, 두통, 치통 등

표 68 양백혈(족소양담경)

눈썹 위 1촌으로 눈동자 바로 위에 있다.

주치 효능 : 두통, 이명, 두항통 등

표 69 사죽공혈(수소양삼초경)

눈썹 바깥쪽 끝의 오목한

지점이다.

주치 효능 : 안구충혈. 눈

의 충혈, 결막염, 안면신경

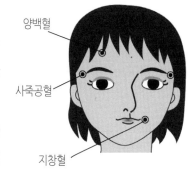

양백혈

사죽공혈

지창혈

제6장 치유에 사용하는 혈 자리

마비, 안검순동(眼瞼瞤動, 눈꺼풀이 쥐가 난 것처럼 마음대로 움직이지 않는 증상) 등

입을 다물었을 때 입꼬리에서 0.4촌 지점이다.

주치 효능 : 안면신경마비, 구안와사, 삼차신경통 등

발

참고문헌

『전통 송곳침 임상경험방』 원영호 지음

『경혈학총서』 안영기 편저

『침구의학 총론』 이석기 편저

『표준경혈 핸드북』 경락경혈학 교재편찬위원회

『사관침(1)』 이관호 저

『생활 침뜸의학』 김남수 구술

〈생활습관 따라 기대수명이 좌우된다〉 최희진 기자

〈어린이 신발〉《베스트베이비》

『발의 신비』 조너선 로즈, 빈센트 마토라나 공저, 정경옥 옮김, 2018, 정한책방

『발이 건강하면 병의 90%는 낫는다』 이재욱 지음, 2017, 라의눈

『10년이 젊어지는 발 건강법』 이시츠카 다다오 지음/최병련 옮김, 2000, 하남출판사

『나는 당신이 오래 걸었으면 좋겠습니다』 다나카 나오키 지음/송소정 옮김, 2018, 포레스트북스

『(Who 표준 경혈점에 의한) 그림과 사진으로 배우는 경혈』

Hammes, Michael, Kuschick, Norbert, Christophe, Karl-Heinz, 김동원, 장두혁

발

1쇄 발행 2021년 10월 11일

지은이 김형민, 이수걸, 김상균

펴낸이 김제구
펴낸곳 리즈앤북
일러스트 김민정
편집디자인 DESIGN MARE
인쇄·제본 한영문화사

출판등록 제2002-000447호
주소 04029 서울시 마포구 잔다리로 77 대창빌딩 402호
전화 02-332-4037 **팩스** 02-332-4031
이메일 ries0730@naver.com

값은 뒤표지에 있습니다.
ISBN 979-11-90741-21-7 (03510)